Hans Jellouschek / Peter Schellenbaum /
Ken Wilber u. a.

Was heilt uns?

HERDER spektrum

Band 5684

Das Buch

Braucht man überhaupt noch Religion, wenn man einen guten Therapeuten hat? Sind dann nicht alle Probleme gelöst? Oder umgekehrt gefragt: Kann jemand auf dem spirituellen Weg möglicherweise auf Psychologie und Therapie verzichten? In diesem Buch geht es um die Wechselbeziehung zwischen Religion und Psychologie, zwischen Meditation und Therapie. Stimmt es, dass viele, die auf dem meditativen Weg fortgeschritten sind, auch menschlich, psychisch, persönlich ausgeglichen sind, mit sich und der Welt im Reinen? Macht Meditieren auch psychisch gesund und heil? Oder ist das Selbsttäuschung? Viele Meditierende berichten, dass sie gerade beim Meditieren von heftigsten Ängsten, Aggressionen, Konflikten, Sorgen und allen möglichen psychischen Belastungen heimgesucht werden, dass ganz unvermittelt und unerwartet alte und vergessene Kränkungen, Verletzungen, Ängste hervorbrechen, denen man sich hilflos ausgeliefert fühlt. Kann Meditieren also auch schaden? Muss man zuerst zum Therapeuten, bevor man in einen Meditationskurs geht? Erfahrene Meditationslehrer und Therapeuten gehen in diesem Band solchen Fragen nach, die sich in der Praxis zwischen den spirituellen und psychischen Prozessen auftun. Gut, wenn man sich etwas auskennt, um zu wissen, was zu tun ist, oder bei wem man gegebenenfalls Rat und Hilfe holen kann –, beim Meditationslehrer oder beim Psychologen.

Der Herausgeber

Michael Seitlinger, geb. 1966, Dipl.-Theologe, Referent der Kath. Hochschulgemeinde an der TU München. Studium der Katholischen Theologie und Religionswissenschaft in Tübingen und München mit den Schwerpunkten interreligiöser Dialog, Meditation zwischen Ost und West, Begegnung zwischen Religion und Psychologie.

Hans Jellouschek / Peter Schellenbaum /
Ken Wilber u. a.

Was heilt uns?

Zwischen Spiritualität und Therapie

Herausgegeben von Michael Seitlinger

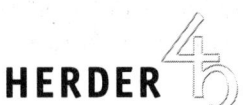

HERDER

FREIBURG · BASEL · WIEN

Gedruckt auf umweltfreundlichem,
chlorfrei gebleichtem Papier

Originalausgabe

Alle Rechte vorbehalten – Printed in Germany
© Verlag Herder Freiburg im Breisgau 2006
www.herder.de
Satz: Dtp-Satzservice Peter Huber, Freiburg
Herstellung: fgb · freiburger graphische betriebe 2006
www.fgb.de
Umschlaggestaltung und Konzeption:
R·M·E München / Roland Eschlbeck, Liana Tuchel
Umschlagmotiv: © Mauritius
ISBN-13: 978-3-451-05684-0
ISBN-10: 3-451-05684-4

Inhalt

Einleitung

Zwischen Religion und Psychologie, Spiritualität und Psychotherapie gibt es heute eine erstaunliche Nähe. Von der alten Gegnerschaft, wie sie etwa von den Anfangsjahren der Psychoanalyse vor hundert Jahren her bekannt ist, ist kaum mehr etwas übrig.

Spirituelle und therapeutische Ansätze zur Lebensvertiefung, Sinnfindung, inneren Heilung und Ganzwerdung berühren sich. Die Offenheit ist von beiden Seiten da: In der Seelsorge und spirituellen Übung greift man ganz selbstverständlich auf psychotherapeutische Einsichten und Praktiken zurück, vorwiegend aus der Tiefenpsychologie und der Humanistischen Psychologie, seit einigen Jahren verstärkt aus der systemischen Psychologie. Auf der anderen Seite integrieren viele Psychotherapeuten ohne größere Scheu den weiteren Horizont von Religion und Spiritualität in ihre Arbeit – sei es nun vor dem Hintergrund einer explizit christlichen, einer buddhistischen oder auch einer anderweitigen religiösen Inspirationsquelle. Man spricht in diesem Zusammenhang auch von einer „psychospirituellen Szene" und die neue Fachrichtung der sogenannten Transpersonalen Psychologie hat daraus eine eigene Disziplin gemacht.

Gemeinsamer Blick von Spiritualität und Therapie

Viele Menschen, die heute auf der Suche nach Orientierung und Vertiefung in der eigenen persönlichen Entwicklung sind, verbinden spirituelle und psychotherapeutische Sichtweisen und Praktiken miteinander. Es ist erstaunlich, dass in diesem Zusammenhang für viele Suchende religiöse Themen wieder an Bedeutung gewinnen, wo doch angesichts der fortschreitenden Säkularisierung unserer Gesellschaft von manchen ein gänzlicher Verlust von Religion vorausgesagt wurde. Allerdings liegt der Schwerpunkt dieses neu aufbrechenden Interesses an Religion in der erfahrungsbezogenen, befreienden Bedeutsamkeit für das konkrete persönliche Leben. Die Welt- und Lebensdeutungen, die von der Religion bereit gestellt werden, müssen auf die wirkliche Sehnsucht und Not, auf die existenziell gestellten Fragen der Suchenden adäquat und überzeugend Antwort geben können. Das Gleiche gilt für die seelsorgerliche und spirituelle Praxis. Sie muss nachvollziehbar sein und erkennbar das persönliche Leben berühren, heilsam begleiten und vertiefen. Von dieser Entwicklung profitieren die institutionellen, kirchlich-konfessionell tradierten Denk- und Praxisformen nicht unbedingt; allenfalls insofern, als sie das Leben wirklich verstehen und verwandeln helfen. Diese Schwerpunktverlagerung im religiösen Interesse kommt in dem vermehrten Gebrauch des Begriffs *Spiritualität* zum Ausdruck. Spiritualität meint dabei eher die „Innenseite" der Religion, die persönliche Aneignung und *Inspiration*. Äußere Formen, wie vorgegebene Riten und Dogmen, treten demgegenüber mehr oder weniger in den Hintergrund.

Therapeutische Psychologie wiederum wird heute nicht mehr in der verengten Perspektive einer Hilfestellung für einige wenige „Kranke" gesehen. Sie wird vielmehr als ein Weg verstanden, um die lebensverengenden Strukturen, mit denen sich jeder gewöhnliche Mensch in seinem Leben mehr oder weniger herumschlägt, besser verstehen und heilend darauf einwirken zu können.

Es geht also in beiden Bezugssystemen – Spiritualität und Therapie – um Heilung und Heil bezüglich der existenziellen Wunde des Menschen, die in seiner tiefen Sehnsucht nach Ganzheit, Identitätsfindung und Sinn zum Ausdruck kommt. In diesem Grundanliegen, lebensverengende Strukturen zu überwinden, von falscher Fremdbestimmung zu befreien, mehr Tiefe und Eigentlichkeit, Sinn und Gelingen für das persönliche

Leben zu finden, begegnen sich Spiritualität und Therapie, ergänzen sich, klären sich wechselseitig oder korrigieren sich auch.

Unterschiede und Verhältnisklärung zwischen Spiritualität und Therapie

Die Nähe dieser beiden Bezugssysteme ist die eine Seite. Auf der anderen Seite bleiben natürlich auch Unterschiede. Religion hat die Grundfragen des Lebens in einem umfassenden Sinn im Blick, es geht in der Ausrichtung auf eine letzte Wirklichkeit um ein Gelingen und Heil, das Leben und Tod übersteigt. Psychotherapie kennt in der Regel einen solchen umgreifenden Horizont nicht und sucht in viel kleineren Lebenszusammenhängen, aber deshalb oft in viel konkreteren Schritten nach Wegen, leidvolle Lebensmuster zu verstehen und heilsam umzuwandeln. Die Frage, die für dieses Buch eine wichtige Rolle spielt, liegt in dem Zueinander beider Bezugssysteme, in der näheren Bestimmung des Verhältnisses beider. Daran knüpfen sich Fragen, wie sie im Folgenden formuliert sind:

Wie lässt sich das Anliegen der Religion bzw. der Spiritualität und das der therapeutischen Psychologie unterscheiden? Richten sie sich auf unterschiedliche Entwicklungsziele beim Menschen? Inwiefern lässt sich eine solche Unterscheidung treffen, inwiefern nicht?

Ist Psychotherapie die bessere Seelsorge? Ersetzt eine gute Therapie Religion? Kann Therapie grundlegende Sinnfragen beantworten? Und umgekehrt: leistet Religion nicht schon alles, was therapeutische Psychologie anbietet. Braucht jemand, der Therapie in Anspruch nimmt, den weiteren Blick der Religion? Und umgekehrt: braucht jemand auf seinem spirituellen Weg möglicherweise die Psychologie?

Sind Menschen, die sich intensiv auf Meditation eingelassen haben, auch emotional, menschlich und im ethischen Handeln frei und reif, mit sich und der Welt im Reinen? Macht Meditieren auch psychisch gesund und heil? Was bedeutet es, wenn beim Meditieren Ängste, Aggressionen, Konflikte, Sorgen und andere psychische Belastungen zum Vorschein kommen? Wenn unerwartet alte und vergessene Kränkungen, Verletzungen, Ängste hervorbrechen? Können diese Probleme durch den weiteren Meditationsprozess geklärt werden oder ist es dann besser, Therapie in Anspruch zu nehmen. Kann Meditieren also auch schaden? Muss man zuerst zum Therapeuten, bevor man in einen Meditationskurs geht? Ergänzen sich Spiritualität und Therapie? Kann die Fixierung auf den therapeutischen Bereich den spirituellen Horizont verdecken oder umgekehrt: kann die Fixierung auf ein spirituelles Ziel emotionale, zwischenmenschliche Reifungsschritte hemmen, die therapeutisch zu begleiten wären?

Anliegen des Buchs und Bandbreite der Beiträge

Das Buch will diesen Fragen nachgehen, die sich in der Praxis auf dem Feld zwischen Religion und Psychologie, Spiritualität und Therapie stellen. Mir ist klar, dass die Begriffe Religion und Spiritualität hier recht unscharf gebraucht sind. Damit will ich nicht den Eigenwert konkreter religiöser und konfessioneller Formen in Abrede stellen, aber dieser zunächst sehr offene Gebrauch der Begrifflichkeiten lässt Raum für die vielgestaltigen – bisweilen auch noch unausgereiften – Bewegungen und Aufbrüche, Religion wieder lebensrelevant zu buchstabieren und damit neu zu finden. Das wird jeder Autor und jede Autorin auf seine bzw. ihre Weise tun. Auch die Landschaft der Psychologie und Psychotherapie ist sehr bunt und es bleibt dem Autor und der Autorin überlassen, ihr jeweiliges Verständnis einzubringen und notwendige Differenzierungen anzustellen.

Es liegt mit diesem Band kein Lehrbuch vor, es werden vielmehr Erfahrungen, Einsichten und Differenzierungen wiedergegeben – als Klärungsversuche auf diesem Grenzgebiet. Die Beiträge wollen eine Hilfe sein und Orientierung bieten für Menschen, die Interesse an dieser Thematik haben. Als erfahrene Experten geben die Autorinnen und Autoren zu diesem Grenzgebiet Auskunft. Sie sind Theologen und Psychologen, Ärzte und Psychotherapeuten, spirituelle Begleiter und Meditationslehrer für einen vertieften spirituellen Weg. Die einen kommen primär von der Seite der Religion bzw. Spiritualität, die anderen in erster Linie von der Psychotherapie, beidemale gibt es aber eine deutliche Bezugnahme auf das jeweils andere Gebiet.

Die Schnittstellen, die in den einzelnen Beiträgen auf diesem Grenzgebiet behandelt werden, sind dabei recht unterschiedlich. Einmal geht es um die kritische Funktion der Psychologie für einen gesunden und befreienden Glauben (Anselm Grün, Eugen Drewermann), ein andermal um den tieferen Grund einer seelsorgerlichen und religiös geprägten Haltung, die das gewöhnliche therapeutische Tun übersteigt (Daniel Hell). Peter Schellenbaum spricht sich dagegen für ein tieferes Verständnis von Psychotherapie aus, in der eine transzendente spirituelle Dimension ebenso berührt wird wie in der religiösen Mystik. Es geht ferner um die Bedeutung von Spiritualität in der Paarbeziehung (Hans Jellouschek) und die therapeutische und spirituelle Unterstützung bei schwerer Krankheit (Eckhard Frick).

Ein zentrales Thema in diesem Band ist das Verhältnis zwischen Meditation (im Sinn eines intensiven spirituellen Übungswegs) und psychologischer Therapie: Was leistet Meditation, was leistet Therapie und wofür ist beides jeweils nicht geeignet, worin bestehen Gefahren, das eine durch das andere zu kompensieren (Jack Kornfield, Richard Stiegler, Ken Wilber). Ken Wilber stellt ferner ein umfassendes Modell der Bewusstseinsentwicklung vor, in dem unterschiedliche Religionsformen, Mystik und Therapie voneinander abgegrenzt und erklärt werden. Silvia Ostertag gibt einen sehr persönlichen Einblick in die herausfordernde, aber für die Ganzwerdung unumgängliche Begegnung mit der dunklen Seite der Seele im Meditationsprozess und reflektiert über mögliche Umgangsweisen. Abschließend wird ein Überblick über religiöse und spirituelle Krisen gegeben, der helfen soll, diese einzuordnen und eine angemessene Begleitung und Unterstützung zu finden (Dorothea und Joachim Galuska).

Es sind also sehr vielfältige Berührungspunkte zwischen Spiritualität und Therapie, die ins Blickfeld rücken und ich hoffe, dass dieser Band zur Orientierung auf diesem Grenzgebiet beiträgt.

München, März 2006

Michael Seitlinger

Anselm Grün

geb. 1945, Dr. theol., katholischer Priester und Benediktinermönch, leitet die Verwaltung der Benediktinerabtei Münsterschwarzach. Geistlicher Begleiter und Kursleiter – für eine Vielzahl von spirituellen Angeboten (Kontemplation, Fasten, Arbeit mit Träumen, Seminare für Führungskräfte, Vorträge); Autor zahlreicher Veröffentlichungen.

Seine Arbeit ist wesentlich geprägt von der tiefenpsychologischen Erschließung der christlichen Tradition im Dienst einer vertieften, lebensnahen Spiritualität für den Menschen von heute.

Warum ein gesunder Glaube die Psychologie braucht – ein Interview [1]

Die „Pflege der Seele" fällt heute immer mehr in die Kompetenz der Psychologie. Es scheint sogar, dass die Psychologie heute die Arbeit übernimmt, die der Theologie und der kirchlichen Seelsorge zusteht. Liegt das Ihrer Meinung nach an der Unfähigkeit der Kirche, dem Menschen von heute in verständlicher Weise Hilfe bei der Lösung seiner inneren Probleme anzubieten?

Die Kirche hat im Bereich der Seelsorge sicherlich an Kompetenz eingebüßt. Sie hat sich zu wenig um die Seele des Einzelnen gekümmert und die Struktur der Seele studiert, um ihr auf dem Weg der Menschwerdung angemessen helfen zu können. Sie müsste wieder die Weisheit der Wüstenväter lernen, die damals die eigentlichen Therapeuten für suchende Menschen waren.

In den Vereinigten Staaten ist es sehr populär, einen Psychotherapeuten zu haben. Handelt es sich da um ein rein amerikanisches Phänomen, um eine Mode, oder hat dies tiefere Ursachen?

Zunächst ist der regelmäßige Gang zum Therapeuten sicher ein amerikanisches Phänomen. Aber auch bei uns nimmt es zu. Vermutlich wurzelt dieses Phänomen im Verlust tragender zwischenmenschlicher Beziehungen. Früher konnte man vieles mit dem Freund oder der Freundin besprechen oder aber mit einem Priester im seelsorgerischen oder im Beichtgespräch. Heute ist dies nicht mehr so selbstverständlich. Man hat für sich selbst und für einen guten Gedankenaustausch immer weniger Zeit. Das gilt auch für die Seelsorge, in der die hektische Betriebsamkeit ein gutes Gespräch unmöglich macht.

Psychologen ersetzen heute für manche Menschen den Beichtvater. Hat da die Kirche Ihrer Meinung nach etwas vernachlässigt? Viele Gläubige sehen im Sakrament der Beichte nur die Erfüllung einer religiösen Pflicht.

Wir haben die Beichte zu einem leeren Ritual verkommen lassen. Zur echten Beichte gehört das Gespräch. Doch bei den Massenbeichten kommt das Gespräch zu kurz. Die Beichte wäre für viele Menschen ein gutes Angebot, über ihre Schattenseiten und über ihre Schuld zu sprechen und in der Absolution die bedingungslose Annahme durch Gott zu erfahren. Wir müssen also nicht nur neue Formen der Beichte – etwa das Beichtgespräch – finden, sondern auch die psychologische Ausbildung der Seelsorger fördern. Denn die Beichtenden suchen Menschen, die sie verstehen und ihnen auf ihrem geistigen Weg qualifiziert helfen können.

Dieses Problem gab es über Jahrhunderte hinweg. Auch als es genügend Priester gab, war die Beichte etwas Formelles. Bis vor kurzem benutzte man noch die so genannten Beichtspiegel, die eine Liste von schweren und leichten Sünden enthielten. Was halten Sie von dieser Beichtart, und wie sollte sich die Beichte konkret ändern?

Das Beichtverfahren war in den letzten Jahrhunderten tatsächlich übertrieben formell. Trotzdem bleibt aber die Beichte ein wichtiges heilendes Angebot der Kirche, das heutzutage auch etliche Psychotherapeuten anerkennen. Es würde uns deshalb sicher gut tun, diese psychotherapeutische Ebene des Sakraments der Versöhnung wieder zu entdecken. Die Menschen würden dann ihren Beichtvater öfter besuchen. Zwar nicht so oft wie etwa vor hundert Jahren, dafür aber in Augenblicken, in denen sie dies wirklich brauchen. Der Beichtspiegel bietet zwar eine gewisse Hilfe, darf aber natürlich nicht zu einem geistlosen Formalismus führen. Er sollte lediglich Anregungen zur eigenen Gewissensforschung geben.

In Ihren Büchern verbinden Sie oft den Blick des Glaubens mit dem Blick der Psychologie. Besteht für eine aktuelle geistliche Begleitung die Möglichkeit, ohne die Erkenntnisse der modernen Psychologie auszukommen?

Wer andere geistlich begleitet, muss die Seele des Menschen kennen. Die geistliche Tradition hat sicher viel Weisheit im Umgang mit der menschlichen Psyche erworben. Aber das spirituelle Wissen muss heute mit dem Wissen der Psychologie verbunden werden, damit wir den Menschen gerecht werden. Wer heute ohne psychologische Kenntnisse den Menschen spirituell begleitet, kann ihn – wegen nicht rechtzeitig entdeckter pathologischer Züge, Neurosen, innerer Verletzungen oder falscher Vorstellungen – auch in krankhafte Ideale und Wege hineinführen.

Worin sehen Sie den Hauptbeitrag der Psychologie bei der Lösung religiöser Fragen? Was kann die Psychologie dem Glauben anbieten?

Die Psychologie löst nicht die religiösen Fragen. Aber sie fordert uns auf, unseren Glauben danach zu befragen, wo er sich auf infantile Vorstellungen stützt, wo er zur Flucht vor der Realität der eigenen Seele einlädt. Die Psychologie hat also eine kritische Funktion gegenüber der Religion. Doch gerade die Psychologie C. G. Jungs und die Transpersonale Psychologie haben mir auch Vertrauen in meinen spirituellen Weg geschenkt. Sie haben mir gezeigt, dass mein spiritueller Weg auch zu psychischer Gesundheit führt und meinem Leben Sinn gibt.

Der Vorteil der Psychologie besteht allgemein darin, dass sie die Seele als Ganzes betrachtet. Sie hilft mir, mir meiner gesamten Existenz bewusst zu werden. Meine Beziehung zu Gott kann nämlich nur dann lebendig sein, wenn ich fähig bin, alles, was in mir verborgen ist, vor ihn zu bringen. Ich begegne oft frommen Menschen, die nur mit einem Teil ihrer selbst vor Gott treten. Sie sind nicht in der Lage, ihm auch die tiefen Verletzungen ihrer Seele vorzulegen. Deshalb kann ihr Verhältnis zu Gott nicht lebendig sein. Die Psychologie hilft mir also, mit meinen eigenen Verletzungen fertig zu werden, kann jedoch meinem Leben keinen Sinn geben, da dies nur der Glaube vermag. Um mit meinen Problemen vor Gott treten zu können, muss ich sie allerdings zunächst einmal erkennen. Erst dann kann es bei mir zu einer inneren Verwandlung und Genesung kommen.

Die Psychologie hat hinsichtlich des Geistlichen die bereits erwähnte kritische Aufgabe. Sie kann z. B. aufdecken, dass man mittels der Spiritualität nur seinen Weg absichern möchte. Sobald die Spiritualität für den Menschen zum Mittel wird, mit dem man Probleme wegräumt oder ihnen ausweicht, kann eine solche geistliche Praxis – oder sogar Gottesvorstellung – zur Droge werden. Die Psychologie bietet also ein wichtiges Kriterium für die Echtheit des Glaubens: Dort, wo der Glaube und das spirituelle Leben zum Aufleben, zur inneren Freiheit, zum Frieden im Herzen und zum Einklang mit sich selbst führen, handelt es sich um einen gesunden Weg.

Manche Gläubige warnen vor der Gefahr der Psychologisierung des Glaubens. Unter welchen Umständen könnte die Psychologie den Glauben ersetzen?

Die Psychologie darf für den Glauben nicht die letzte Norm sein. Der Glaube geht über die Psychologie hinaus. Er muss sich aber mit der Psychologie auseinander setzen. Doch das Ziel des Glaubens ist nicht in erster Linie psychische Gesundheit, sondern die Offenheit für Gott und die Erfüllung unserer menschlichen Sehnsucht in Gott.

Wir fragen auch deshalb, weil der Mensch aus psychologischer Perspektive einiges entschuldigen könnte und dann im spirituellen Bereich die Dinge nicht mehr beim Namen nennt. Manche Schuld lässt sich geschickt auf eine innere Verletzung zurückführen ...

Bei allem Verständnis für unser Verhalten, das oft von unseren Verletzungen und Ängsten bedingt ist, gibt es die reale Schuld, die auch die Psychologie kennt. Mit ihr muss man zu Gott kommen. Der Psychologe kann uns nur die Ursachen für unser Verhalten erklären. Und er kann uns aufzeigen, wie wir mit unserer Schuld umgehen können, damit sie uns nicht erdrückt. Er kann sie aber nicht auflösen und uns Vergebung schenken.

Wir sprachen darüber, dass Ihre Bücher von vielen jungen Menschen gelesen werden, die dabei sicher andere Probleme und eine andere Mentalität als Ihre eigene Generation haben. Ist es heute schwieriger, den jungen Menschen zu fesseln oder für ein geistliches Leben zu gewinnen?

Ich war 25 Jahre lang in der Jugendarbeit tätig. Dort habe ich die spirituelle Sehnsucht der jungen Menschen schätzen gelernt. Natürlich gibt es heute auch viele Jugendliche, die wenig Interesse am Glauben zeigen. Das liegt aber oft eher am äußeren Einfluss, der auf sie wirkt, als an einer wirklichen Gleichgültigkeit. Ich denke, dass junge Menschen für Fragen des Glaubens aufgeschlossen sind, wenn wir uns bemühen eine Sprache zu finden, die sie anspricht und ihr Herz berührt. Deshalb ist es wichtig, jungen Menschen eine authentische, spirituelle Erfahrung zu vermitteln. Dann lassen sie sich auch gerne darauf ein. Junge Leute mögen einfach keine abgestandenen, überlebten oder konventionellen Formen, hinter denen sie kein echtes Leben, sondern nur Gewohnheit erkennen. Es geht ihnen um ein authentisches Erlebnis und nicht darum, sich einzuordnen.

Sie haben daran erinnert, dass Sie bis zum Anfang Ihres Theologiestudiums sehr hart zu sich selbst waren. In welchem Sinne?

Als ich ins Kloster eintrat, wollte ich wie der König im Gleichnis von Jesus (Lk 14, 31f.) mit seinen zehntausend Soldaten in den Kampf gegen alle meine Fehler und Schwächen ziehen. Ich habe mich auf die Kraft meines Willens verlassen und dachte: Wenn ich nur will, dann schaffe ich das auch. Dabei habe ich zu wenig meine wirklichen Bedürfnisse und Sehnsüchte berücksichtigt. Bei diesem Versuch bin ich natürlich gescheitert, da mich meine Fehler und Schwächen immer wieder einholten. Gott zeigte mir dann einen anderen Weg, den der Barmherzigkeit.

Was hat Ihnen damals am meisten geholfen?

Zu meiner inneren Befreiung hat die Begegnung mit der Psychologie und die Praxis der Meditation beigetragen. Vor allem hat es mir geholfen, darüber mit meinen Mitbrüdern zu sprechen und mit ihnen gemeinsam einen spirituellen Weg zu gehen, der in die Freiheit und Lebendigkeit führt.

Was haben Sie konkret von der Zen-Meditation und von der Jungschen Psychologie gelernt?

Von der Zen-Meditation habe ich einmal das stille Sitzen gelernt und die Haltung dieses Sitzens. Und ich habe gelernt, dass es nicht um Nachdenken geht, sondern um das reine Dasein im Augenblick, um einen Weg in die innere Mitte. Von der Jungschen Psychologie habe ich gelernt, dass die Religion wesentlich zum Menschen gehört. Die Beschäftigung mit C. G. Jung hat mich ermutigt, die Symbole der Liturgie und die Bilder der Bibel neu zu deuten und zu verstehen. Und zugleich habe ich von Jung gelernt, auf die Wirkung zu achten, die die Spiritualität auf Menschen hat. Immer wenn Spiritualität den Menschen eng und krank macht, entspricht sie nicht dem Geist Jesu. Spiritualität hat auch wesentlich mit dem Prozess der Selbstwerdung des Menschen zu tun. Wer sich auf einen spirituellen Weg macht, der findet zu seinem wahren Selbst. Aber auf diesem Weg muss er die eigene Wirklichkeit, gerade auch mit ihren Schattenseiten, anschauen und an ihr arbeiten.

Sie haben auch geschrieben, dass ins Kloster Menschen eintreten sollten, die die Lust am Leben suchen. Warum ist dies so wichtig?

In meiner Arbeit in unserem Recollectiohaus – einem Haus für Priester und Ordensleute, die in eine Krise geraten sind – merke ich, dass viele Priester oder Ordensleute ihren geistlichen Weg nicht deshalb gewählt haben, weil sie die Lebensfreude suchten. Sie sind aus dem Leben geflüchtet. Wer ins Kloster geht, um den Lebensproblemen auszuweichen und in der Ordensgemeinschaft einen bequemeren Weg zu suchen, kann hier kaum Gott finden. Gott ist nämlich nur dort, wo wirkliches Leben ist. Im Johannesevangelium heißt es von Jesus: „In ihm war das Leben" (1,4) und im Brief des Johannes steht: „In Christus ist das Leben erschienen" (1 Joh 1, 2). Nur wer das Leben sucht, wird auch Gott finden. Und umgekehrt gilt: Nur wer wahrhaft Gott sucht, findet das Leben in Fülle. Wenn ins Kloster nur lebensverneinende Menschen eintreten, wird vom Kloster kein Leben ausgehen. Es wird nicht Christus verkünden, den Lebensstifter, sondern ein selbstgemachtes Gottesbild.

Manche junge Menschen träumen davon, möglichst bald „im Himmel zu leben", also spirituelle Menschen zu werden. Dieses Ideal verfolgen sie oft sehr radikal.

Wenn junge Menschen nur spirituell sind und ganz euphorisch von ihren religiösen Erfahrungen berichten, dann höre ich sie an und nehme ihre Erfahrungen ernst. Aber dann frage ich nach ihrem konkreten Leben, nach ihren täglichen Ritualen: „Wann stehst du auf? Wie gelingt dir deine Arbeit? Wie studierst du? Wie sind deine Beziehungen?" Ich betone das konkrete Leben, damit sie nicht abheben, sondern ihre Spiritualität in den Alltag integrieren. Sonst wäre ihre Spiritualität nur Flucht vor dem Alltag, narzisstisches Kreisen um sich selbst. Die Gefahr sehe ich bei manchen labilen jungen Menschen, die sich die Spiritualität aussuchen, um interessant zu wirken, und sich nur mit sich selbst beschäftigen.

Ferner gibt es hier die schon erwähnte Gefahr: Wenn ich mich selbst zu ideal sehe, werde ich alles, was diesem idealen Bild nicht entspricht, ausstoßen oder verdrängen wollen. Diese unterdrückten negativen Eigenschaften tauchen jedoch mit der Zeit in meinem Leben wieder auf und ich werde sie in andere Menschen hineinprojizieren und diese bekämpfen und verurteilen.

Aufgrund meiner eigenen Erfahrungen als Seelsorger mit Priestern, Ordensleuten und gläubigen Laien konnte ich feststellen, dass es im Menschen zwei Grundkräfte gibt, die dem Ideal, das er sich von sich selbst gemacht hat, widersprechen. Deshalb versuchen wir diese zu verdrängen. Es handelt sich um die beiden wichtigsten Lebensenergien: um die Aggression und die Sexualität. Das Problem dabei ist, dass wir zur Verdrängung oder Unterdrückung dieser mächtigen Kräfte unsere ganze Lebensenergie verbrauchen, wobei das Ergebnis höchst fragwürdig ist.

Warum sind die Gläubigen gerade durch die Sexualität beunruhigt und traumatisiert, obwohl doch Habsucht oder religiöser Hochmut für die Spiritualität des Menschen viel gefährlicher sind?

Alle Kulturen und Religionen sehen die Sexualität als etwas Faszinierendes, aber zugleich als etwas, das den Menschen um den Verstand bringen kann. Spirituelle Menschen erleben die Sexualität als eine eigene Kraft, die ihre spirituellen Gedanken stört und sie aus dem inneren Gleichgewicht bringt. Die Verdrängung der Sexualität hat aber auch ihre Ursache in einer tiefen Angst vor der Sexualität, wie sie vor allem die römisch-katholische Sexualmoral seit Jahrhunderten geprägt hat. Sie war viel zu sehr auf die Unterdrückung der Sexualität konzentriert, statt sich mit ihrer Verwandlung zu beschäftigen. Sie hat die Sexualität nicht als Quelle der Spiritualität gesehen, wie das die Mystik immer tat.

Können Sie konkreter werden! Für viele ist die Verbindung der Sexualität mit der Mystik unvorstellbar.

In der Mystik sowie in der Sexualität geht es um eine Ekstase, es geht darum, sein eigenes Ich untergehen zu lassen, sich selbst zu vergessen. In der Sexualität lässt man sein eigenes Ich in der Liebe zu einem Menschen aufgehen, doch in dieser menschlichen Liebe kann man auch etwas von der unendlichen Liebe Gottes erahnen. In der Mystik suche ich dieselbe Erfahrung – die Vereinigung in der Liebe Gottes. Erinnern wir uns daran, dass die Mystiker ihre Erfahrung mit Gott immer mit Hilfe einer erotischen Sprache ausdrücken, da diese am besten beschreiben kann, was Gott dem Menschen gibt, wenn er eins mit ihm wird.

Wie soll der junge Mensch in der kirchlichen Gemeinschaft oder in der Familie zu einer gesunden Auffassung von Sexualität gelangen, wenn dieses Thema oft tabuisiert und die Sünde in diesem Bereich „überschätzt" wird?

Wichtig ist, dass der junge Mensch freundlich umgeht mit seiner Sexualität, dass er sie als ein Gottesgeschenk versteht. Aber zugleich muss er lernen, im Umgang mit seiner Sexualität frei zu bleiben und sich nicht von ihr bestimmen oder gar innerlich spalten zu lassen. Paulus sagt von der Sexualität: „Alles ist mir erlaubt – aber nicht alles nützt mir. Alles ist mir erlaubt, aber nichts soll Macht haben über mich" (1 Kor 6, 12). Die Sexualität ist gut. Aber sie darf keine Macht über uns gewinnen, sonst beherrscht sie uns und wirft uns aus unserer Mitte.

Sprechen wir noch über die zweite Kraft: die Aggression. Wo kann man ihr in der Kirche begegnen?

Zunächst muss man festhalten, dass die Aggression diejenige Kraft ist, die das Verhältnis von Nähe und Distanz klärt. Aggression bedeutet eigentlich, auf etwas zugehen, etwas anpacken, etwas in die Hand nehmen. Die Aggression darf auf keinen Fall zur Selbstaggression werden, wie sie in manchen Formen der Frömmigkeit vorkommt, und darf nicht direkt gegen einen anderen Menschen gerichtet werden.

Welche Ursachen haben diese ungesunden Formen der Aggression im spirituellen Leben?

Die Wurzeln dieser Haltungen, in denen man gegenüber sich selbst – und im Namen Gottes oft genug auch anderen gegenüber – sehr aggressiv ist, gründen nicht selten in der Erfahrung innerer Verlassenheit. Wer sich als Kind nicht als willkommen erlebt hat, richtet die Wut, die er eigentlich gegen seine Eltern hat, gegen sich selbst. Er ist sich gegenüber aggressiv, ja oft sogar destruktiv, weil das für ihn die einzige Art ist, sich selbst zu spüren.

Als eine besondere Form von Aggressivität gegen sich selbst gilt auch der Perfektionismus?

Der Perfektionist möchte alle Fehler mit Gewalt ausmerzen. Das ist unmenschlich. Denn der Mensch ist nicht Gott, sondern ein Mensch. Und dazu gehören auch Schwächen und Schattenseiten. Nur wenn der Mensch sich selbst annimmt mit allem, was in ihm ist, kann er sich wandeln und auf seinem inneren Weg weiterkommen. Wer gegen seine Fehler ankämpft, ist ständig auf sie fixiert und kommt nie von ihnen los. Die Fehler werden eine so starke Gegenkraft entwickeln, dass er gegen sie machtlos wird oder immer grausamer mit sich selbst umgeht – und das führt zu einer noch größeren Härte gegen sich selbst und infolgedessen auch gegen den anderen.

Manche Leute halten in diesem Zusammenhang Jesu Wort da-
gegen, dass wir vollkommen sein sollen, „wie unser himmlischer
Vater vollkommen ist".

Das griechische Wort, das Jesus im Matthäusevangelium gebraucht (Mt 5, 48) ist *teleios*. Es heißt: vollkommen, auf ein
Ziel gerichtet, ganz vollständig. Jesus meint nicht den perfekten
Menschen. Vielmehr zeigt er auf, dass der Mensch, der sich im
Gebet als Sohn und Tochter Gottes erfahren hat, zu einem
neuen Verhalten fähig ist. Und indem er sich neu verhält, hat er
Anteil an Gott, erlebt er, wie Gott ist. Nicht nur das Gebet, sondern auch das Verhalten führt zur Gotteserfahrung. Und umgekehrt führt eine echte Gotteserfahrung zu einem neuen Verhalten und Handeln. Jesus meint nicht den fehlerfreien Menschen,
sondern den neuen Menschen, der von Gottes Geist geprägt und
daher fähig ist, auch den Feind zu lieben und den Riss, der
durch die menschliche Gesellschaft geht, zu heilen.

Liegt die Ursache des aggressiven Verhaltens im geistlichen
Leben vielleicht in der harten und einseitigen Erziehung oder
darin, dass ein positives Männervorbild in der Familie fehlt?

Eine Ursache für die Aggressivität im geistlichen Leben ist
sicher die Vaterentbehrung. Wer den Vater nicht als ordnende
Kraft erfahren hat, der hat kein Gespür für eine heilende Ordnung. Bei ihm wird die Ordnung übertrieben ausfallen. Und
wer den Vater nicht als den erlebt hat, der ihm den Rücken
stärkt, der sucht sich starre Normen als Rückgratersatz. Er wird
unbeweglich und erstarrt. Wenn man ihm helfen will, kann man
nicht direkt gegen seine Aggressivität vorgehen. Vielmehr ist es
wichtig, dem autoaggressiven Menschen mit Wohlwollen zu
begegnen und ihm Wege aufzuzeigen, wie er sich mit seiner
Vaterentbehrung aussöhnen und sich selbst annehmen kann.

Sie haben einmal geschrieben, dass unterdrückte Leidenschaften zu einer Härte im Gewissen führen. Können Sie diese Idee genauer entfalten?

Es ist ein psychologisches Gesetz, dass sich die Aggression, mit der ich gegen meine Leidenschaften kämpfe, in meinem Gewissen festsetzt. Das gilt vor allem bei der Unterdrückung der Sexualität. Gerade Menschen, die ihre Sexualität aggressiv bekämpfen, merken oft gar nicht, dass ihr Gewissen zu einem unbarmherzigen Richter geworden ist, nicht nur sich selbst, sondern auch anderen gegenüber. Der Schweizer Therapeut Furrer meint dazu: „Brutalität ist immer verdrängte Sexualität." Auf dieses Problem kann man ziemlich oft gerade unter Christen stoßen. Es ist ja die Brutalität mancher Frommen, die ihre verdrängte Sexualität ausleben, indem sie andere brutal bekämpfen und sie als unmoralisch und lax beschimpfen. Auch viele Fundamentalisten gehen sehr brutal mit den Christen um, die nicht die gleichen Ansichten haben oder ein bisschen anders leben, als es diese „Frommen" für richtig halten.

Neben dem strengen Gewissen gibt es auch ein ängstliches bzw. skrupulöses Gewissen. Handelt es sich in diesem Fall um das gleiche Problem?

Ja. Das skrupulöse Gewissen ist eine Form der Selbstaggression. Man verurteilt sich ständig selbst. Die meisten skrupulösen Christen, die ich kennen gelernt habe, kreisten immer wieder um ihre Sexualität. Sie beschimpften sich, weil sie z. B. bei der Kommunion sexuelle Fantasien über den Priester haben. Sie leben ihre unterdrückte Sexualität unbewusst aus, indem sie sie ständig beim Priester beichten müssen und ihm mit ihrem ständigen Kreisen um dieses Thema auf die Nerven gehen.

Warum treffen wir auf diese rigorose Spiritualität gerade bei spirituell angelegten Menschen, denen die nötigen religiösen Kenntnisse nicht fehlen und die wissen, dass Gott barmherzig ist?

Wir müssen unterscheiden zwischen unseren bewussten und den unbewussten Gottesbildern. Bewusst glauben wir oft an den barmherzigen Gott. Aber in unserem Unbewussten liegen noch die Bilder unserer Kindheit, das Bild des strengen Richtergottes, das Bild des Buchhaltergottes, das Bild des Willkürgottes. Diese Gottesbilder haben ihre Ursache weniger in der religiösen Erziehung als in unserem Erleben von Vater und Mutter. Gegen dieses urkindliche Erleben kommen die theologischen Einsichten oft nicht an.

Könnten Sie ein konkretes Beispiel einer solchen Projektion nennen?

Wie ich schon erwähnte, projiziert der Mensch seine Vater- oder Muttererfahrung oft auf Gott. Wenn der Vater zum Beispiel unzuverlässig war, dann hat der Mensch ein Grundmisstrauen gegenüber Gott. Dann hat er in seiner Seele das Gefühl, dass Gott ihm willkürlich all seine Pläne durchkreuzt und ihm nichts gönnt. Diese krank machenden Projektionen können nur geheilt werden, indem man an die Wurzeln geht, an die frühkindlichen Erfahrungen. Man muss diese nochmals durchleben, um sich dann von ihnen distanzieren zu können. Dabei braucht man die Aggression, die diese lebensverneinenden Bilder aus der Seele herauswirft. Nur so schafft man Raum für die heilenden Bilder der Bibel.

Und welche heilenden Bilder bietet die Bibel?

Neben der genannten grundlegenden Vater- oder Muttererfahrung gibt es in uns auch ein archetypisches Bild Gottes, das über die persönliche Erfahrung hinausgeht. Die Bibel führt uns die heilenden Aspekte dieses Gottesbildes vor Augen. Im Alten Testament sind sie z. B. in den Psalmen und in den Texten der

Propheten enthalten, die die vergebende mütterliche Liebe Gottes zu seinem Volk und zu jedem Einzelnen verkünden. Jesus zeigt uns dann den Gott, der uns nicht beurteilt, sondern uns Mut macht. Er stellt ihn als barmherzigen Vater dar, der seinen verlorenen Sohn umarmt und geduldig wartet, bis sich der Mensch zu ihm wendet. Die heilenden biblischen Bilder stellen uns also Gott zum einen als Vater dar, der seinen Kindern gibt, was sie brauchen, und zum anderen als Mutter, die Zuflucht, Sicherheit, Ruhe und Heimat bietet. Gleichzeitig überragt Gott sämtliche Werte unserer irdischen Eltern.

Hat sich die Kirche in der Vergangenheit nicht selbst an der Schaffung dieser falschen und angsterfüllten Gottesvorstellungen beteiligt?

Hier muss man gut unterscheiden. Die Kirche selbst als ganze hat nie ein Gottesbild geschaffen, geschaffen haben es immer irgendwelche konkreten Menschen. Andererseits ist es wahr, dass die Kirche diese falschen Gottesbilder durch eine Theologie unterstützt hat, die mehr mit Angst als mit Vertrauen arbeitet. Wer Angst verbreitet, bekommt Macht über den Menschen. Wer dem Menschen ein schlechtes Gewissen einimpft, übt auf subtile Weise Macht aus über ihn. Diese Versuchung macht leider auch vor der Kirche nicht halt.

Es gibt auch Priester, die ein ungesundes Gottesbild verbreiten. Ein Priester, der Angst vor Gott hat, wird diese Vorstellung auch weitergeben. Ich kenne eine ganze Reihe von Priestern, die eine gute, bodenständige Theologie studiert haben und theoretisch an die Barmherzigkeit Gottes glauben, in ihrem Unterbewussten jedoch Angst haben, dass Gott auch tyrannisch sein könnte. In einem solchen Fall kann dieser Mensch trotz richtiger Theologie ein falsches Gottesbild weitergeben. Betrachten wir jedoch die Geschichte der Kirche, stellen wir fest, dass gute Theologen meist ein richtiges Bild von Gott hatten. Andererseits gibt es auch eine ganze Reihe schlechter Verkündiger von Gottes Wort, die Angst aufkommen ließen oder Gott nur missbrauchten, um Macht über andere zu gewinnen.

Allgemein kann man jedoch sagen, dass die erste Ursache der angsterfüllten Gottesvorstellungen in der frühkindlichen Erziehung liegt.

Die falschen Gottesbilder sind oft mit einer übertriebenen Strenge in Fragen der Moral verbunden. Wo liegt Ihrer Meinung nach die Gefahr des Rigorismus im geistlichen Leben? Ist es wichtig, sich damit zu befassen?

Rigorismus macht den Menschen krank, weil er ihn zwingt, vieles in sich abzuspalten. Rigorismus führt auch zur Spaltung in Gesellschaft und Kirche, denn rigorose Menschen können kaum eine Gemeinschaft bilden. Da die Kirche wesentlich Gemeinschaft ist, darf sie vor diesem Problem nicht die Augen verschließen. Klostergemeinschaften, die lauter rigorose Menschen aufgenommen haben, sind in kurzer Zeit an inneren Grabenkämpfen zerbrochen. Daher geht es im Aufdecken der Ursachen des Rigorismus letztlich um die Zukunft der Kirche.

Der Titel eines Ihrer Bücher lautet: „Gut mit sich selbst umgehen." In der Kirche hören wir diesen Satz jedoch nicht so oft, vielmehr spricht man dort über Selbstverleugnung, Demut, Fasten, Kreuz usw. Warum ist es notwendig, gut zu sich selbst zu sein?

Jesus sagt im Lukasevangelium: „Seid barmherzig, wie es auch euer Vater ist" (Lk 6, 36). Barmherzig sein heißt aber, gut mit sich umgehen, ein Herz für das Arme, das Schwache und Alleingelassene in sich selbst haben. Gut mit sich selbst umgehen ist nur ein anderer Ausdruck für die Barmherzigkeit, die sowohl nach dem Matthäusevangelium („Barmherzigkeit will ich, nicht Opfer.") als auch nach dem Lukasevangelium die Person Jesu kennzeichnet und auch die Haltung des Christen sein soll. Jesus selbst sagt: „Liebe deinen Nächsten wie dich selbst." Ich kann den anderen also nur lieben, wenn ich auch mich selbst liebe.

Wie kann man die Selbstliebe von der Eigenliebe unterschei-
den?

Der Begriff der Eigenliebe meint etwas ganz anderes: Ich kreise
nur um mich. Ich verabsolutiere die Selbstliebe, ohne den anderen Pol der Nächstenliebe zu leben. Auch das führt zu Ein-
seitigkeit und Spaltung. Nur wer die gesunde Spannung zwischen Selbstliebe und Nächstenliebe lebt, lebt gesund und bleibt
lebendig.

Was bedeutet es aber konkret, „gut mit sich selbst umzugehen"?

Es bedeutet bestimmt nicht, allen seinen eigenen Wünschen und
Bedürfnissen nachzugeben. Das wäre eine schwächliche Haltung. Derjenige, der jede Sehnsucht gleich erfüllt haben muss,
wird nie ein starkes „Ich" entwickeln können. Gut mit sich
selbst umgehen heißt im Grunde, seine eigene Existenz akzeptieren – nur dann kann man sich ändern und etwas in sich he-
ranwachsen lassen. Gut mit sich selbst umgehen heißt also
nicht, dass man auf der Stelle stehen bleibt. Im Gegenteil, ich
vertraue darauf, dass der gute Kern in mir immer deutlicher zu
Tage tritt. Damit es aber tatsächlich dazu kommt, muss ich mir
selbst feste Grenzen setzen, was aber nicht bedeutet, dass ich
mir selbst gegenüber unbarmherzig bin.

Über das Bedürfnis, sich selbst anzunehmen, schrieb übrigens
C. G. Jung. Für ihn ist die Selbstannahme eine Weise der Nach-
folge Christi. Stimmen Sie da mit Jung überein?

Die „Selbstannahme" ist sicher die psychologische Seite der
Selbstliebe, wie sie Jesus fordert. Insofern hat Jung hier eine
wichtige Forderung Jesu in seine psychologische Sprache übersetzt. Da stimme ich mit Jung überein.

Erfahren Sie auch immer wieder, dass manche Priester und Ordensleute innerlich unversöhnt und gespalten sind?

Ja. Manchmal erschreckt es mich, wie sehr Priester, die jahrzehntelang die Barmherzigkeit Gottes verkündet haben, innerlich unzufrieden oder unglücklich sind. Oder ich erlebe Ordensfrauen, die sich jahrelang für Kranke eingesetzt haben und nun im Alter verbittert sind. Dies zeigt, dass sie nicht gut mit sich und ihren Bedürfnissen umgegangen sind. Wer nur auf andere zugeht und dabei die eigenen Bedürfnisse vernachlässigt, den werden die unterdrückten Sehnsüchte irgendwann einholen und mit einer solchen Intensität überraschen, dass er nur noch Enttäuschung und Bitterkeit fühlt. Und auf einmal ist er egozentrischer als alle anderen, auf die er in seiner Spiritualität herabschaut. Oft begegne ich auch Menschen, die innerlich zerrissen sind und ihren Zwiespalt nach außen tragen. Es sind auch Priester darunter, die ihre Pfarrgemeinden spalten, weil sie in sich selbst gespalten sind. Und mich erschrecken auch jene Menschen, denen es zwar nicht an Frömmigkeit mangelt, die aber nicht fähig sind, mit sich selbst sowie mit anderen barmherzig und einfühlsam umzugehen.

Sollte sich ein Mensch, der unfähig ist, normale menschliche Beziehungen einzugehen, auf den geistlichen Weg begeben?

Es wäre fatal, wenn nur junge Menschen einen geistlichen Beruf ergreifen, die unfähig sind, normale menschliche Beziehungen einzugehen. Sie würden ja ihre Beziehungsunfähigkeit zum Zölibat ideologisieren. Nicht das ist aber der Sinn der Ehelosigkeit um des Himmelreiches willen (vgl. Mt 19, 12), wie sie Jesus versteht. Ehelos um des Himmelreiches willen kann nur der leben, der beziehungsfähig ist und somit Beziehung stiften kann. Junge Leute, die den geistlichen Beruf ergreifen, müssen noch nicht reif sein. Aber sie müssen bereit sein, sich auf einen Reifungsprozess einzulassen.

Sie haben einmal gesagt, dass Sie manchmal erschrecken, wenn sie auf fromme Leute treffen, die unbarmherzig sind. Wo treffen Sie auf solche Leute?

Manchmal erlebe ich bei Vorträgen Menschen, die sehr unbarmherzig über andere urteilen. Oder ich bekomme Briefe von Leuten, die mich in die Hölle wünschen. Dann bin ich erschüttert darüber, wie viel Aggressivität in dieser Frömmigkeit steckt. Können solche Leute nur dann an Gott glauben, wenn sie denken, dass möglichst viele in die Hölle kommen? Da stimmt doch etwas nicht. Was mussten sie wohl alles unterdrücken, um so hart zu werden?!

Sie schrieben einmal: „Wer andere Menschen beobachtet, ob ihr Leben äußeren Normen entspricht, wie es die Pharisäer taten, der tötet sie." Das sind ziemlich starke Worte ...

Jesus selbst stellt den Pharisäern, die ihn beobachteten, ob er am Sabbat heilen würde, die Frage: „Was ist am Sabbat erlaubt: Gutes zu tun oder Böses, ein Leben zu retten oder zu vernichten?" (Mk 3, 4). Jesus ist also überzeugt davon, dass derjenige, dem die Normen wichtiger sind als die Heilung eines Menschen, Böses tut, dass er letztlich tötet. In einem Klima der absoluten Gesetzlichkeit kann man nicht leben, da erstarrt man, da stirbt man.

Andererseits geben Sie zu, dass Aggression auch eine positive Rolle hat. Wie kann sie für den Christen nützlich sein?

Wie ich bereits sagte, die Aggression hat einmal die Funktion, das Verhältnis von Nähe und Distanz zu klären. Sie ist die Kraft, die es mir ermöglicht, einen gewissen Abstand zu den anderen zu nehmen und mich ihrem Einfluss in meinem Leben zu entziehen. Die Aggression hilft mir, den, der mich verletzt hat, aus mir hinauszuwerfen und mich von ihm zu distanzieren. Auf diese Weise verlieren auch die negativen Gefühle gegenüber dem, der mich verletzt hat, ihre Macht über mich. Aber ich darf nicht bei der Aggression stehen bleiben. Wenn ich eine gesunde Distanz zu dem Menschen habe, der mich verletzt hat, muss ich ihm auch vergeben.

Sollte ich ihm nicht gleich vergeben? Das Christentum verkündet doch nicht die Aggression, sondern die Vergebung?

Das ist wahr. Die Aggression ist oft ein Weg, überhaupt zur Vergebung zu kommen. Die Vergebung steht nämlich nicht am Anfang der Wut, sondern am Ende. Sie überwindet die Wut und führt zur Versöhnung mit dem anderen Menschen. Vergeben heißt, das verletzende Verhalten beim anderen zu lassen, es nicht mehr auf mich zu beziehen. Vergeben heißt: „Du darfst so sein, wie du bist. Dein Verhalten hat mir weh getan. Aber ich lasse es bei dir. Ich mache dir keinen Vorwurf mehr. Ich wünsche dir, dass du deinen Frieden findest." Damit ich diese oder ähnliche Worte aufrichtig meinen kann, muss ich zuerst Abstand zu dem anderen gewinnen. Ich kann einem Menschen, der mich verletzt, schwerlich in demselben Augenblick vergeben, in dem sein Messer noch in meiner Wunde steckt.

Die Aggression bezieht sich sicher nicht nur auf die Vergebung. Könnten Sie noch ein anderes Beispiel christlicher Aggression nennen?

Es gab viele Heilige, die ihre Aggression gelebt haben. Ohne Aggression hätten sie sich nicht so für die Menschen und für das Reich Gottes eingesetzt. Wer sich leidenschaftlich für die Erneuerung der Kirche, für das Wohl der Menschen, für Frieden und Gerechtigkeit einsetzt, der lebt auf positive Weise seine Aggression. Die Aggression ist ein dauernder Antrieb für ihn, nicht nachzulassen in seinem Einsatz. Aber dabei muss man sich selbst sehr genau beobachten, damit man nicht verbittert. Die Verbitterung ist eine Warnung, dass ich die Aggression gegen mich selbst richte. Und ich muss mich prüfen, ob ich die Menschen, mit denen ich vielleicht kämpfen muss, um gerechte Strukturen zu schaffen, achte und liebe. Sonst wird meine Aggression zerstörerisch.

Ich bringe noch ein weiteres Beispiel dafür, wie man sich mittels Aggression seinen Lebensraum verschafft. Erinnern wir uns daran, dass nicht einmal Jesus jedem geholfen hat. Er kümmerte sich auch um sich selbst. Dies ist für mich eine wichtige Erkenntnis. Ich bin nicht Gott und kann deshalb auch nicht maßlos schenken. Ich muss auch fähig sein mich abzugrenzen, um immer wieder empfangen zu können. Ich brauche Zeit, um mich zu besinnen und mit der inneren Quelle des Heiligen Geistes, die in mir entspringt, in Kontakt zu treten. Es ist gut, wenn ich Freude daran habe, für andere da zu sein und ihnen zu helfen. Wenn ich jedoch eine innere Härte und Verbitterung spüre, dann bin ich dafür verantwortlich, meine eigenen Grenzen zu verteidigen. Die Tatsache, dass ich meine eigenen Grenzen setze, ist kein Merkmal des Egoismus, sondern ein Zeichen der Nächstenliebe: Ich versuche mir selbst Grenzen zu setzen, damit ich fähig bleibe, stets zu geben.

Manche psychologische Schulen fordern vom Menschen, sich selbst besser zu erkennen und anzunehmen mit allen seinen Beschränkungen und Mängeln. Anders gesagt, der Mensch soll seinen eigenen Selbstwert finden. Ist der Verlust des Selbstwertgefühls nur ein Merkmal der modernen Zeit?

Zu allen Zeiten haben Menschen an mangelndem Selbstwertgefühl gelitten. Das zeigt schon die Geschichte des Zachäus, der klein von Gestalt war und deshalb seine Minderwertigkeitskomplexe dadurch kompensierte, dass er möglichst viel Geld erwarb. Jesus heilte Zachäus, indem er ihn bedingungslos annahm und ihm so „Ansehen" schenkte. Das brachte diesen dazu, die Hälfte seines Besitzes den Armen zu geben.

Wie unterscheidet sich eigentlich die christliche Therapie von der rein psychologischen? Letztere bleibt doch nur bei der Selbstannahme ohne jegliche höhere Ansprüche oder Bewertungen.

Es ist sicher sehr wichtig, dass wir alles in uns anschauen, ohne es gleich zu bewerten. Es ist so, wie es ist. Das sollten wir akzeptieren. Aber der zweite Schritt besteht darin, dass wir uns fragen: Wohin will ich wachsen? Bei diesem zweiten Schritt spielen die christlichen Ideale eine wichtige Rolle. Ich soll ja immer mehr zu dem einmaligen Bild werden, das Gott sich von mir gemacht hat. Und ich soll in meinem Leben etwas von der Gesinnung Jesu widerspiegeln, aber ich soll Jesus nicht geistlos nachahmen. Die Beschäftigung mit Jesus fordert mich heraus, zu wachsen und mich zu wandeln.

Für mich ist ein wichtiges Kennzeichen der christlichen Therapie, dass ich nicht dabei stehen bleibe, mit mir gut umzugehen und mich wohl zu fühlen, sondern dass ich nach meiner Sendung frage. Was ist meine Sendung, meine Berufung in dieser Welt? Welchen Auftrag habe ich zu erfüllen? Das bringt mich von mir selbst weg. Mein Leben soll ja fruchtbar werden, indem ich meine einmalige Spur in diese Welt eingrabe. Es geht bei dieser Spur nicht in erster Linie um Leistung, sondern darum, dass ich etwas von Gott ausstrahle, was nur durch mich in dieser Welt leuchten kann.

Der Sinn der christlichen Therapie liegt darin, dass der Mensch in das ursprüngliche und unverfälschte Bild hineinwächst, das Gott sich von ihm gemacht hat. Ich könnte es auch mit dem Wort Jesu beschreiben: „Musste nicht der Messias all das erleiden, um so in seine Herrlichkeit (doxa) zu gelangen?" (Lk 24, 26). Durch alle Bedrängnisse und Konflikte dieser Zeit soll ich in die Gestalt (doxa) hineinwachsen, die Gott mir zugedacht hat.

Bleiben wir noch bei der Vergebung, da sie einen großen Einfluss auf die Gesundheit der menschlichen Seele hat. In welchem Maße hängt die Fähigkeit zur Vergebung ab von den Erlebnissen der eigenen Kindheit, z. B. von der Erfahrung mit Vergebung in der eigenen Familie?

Wer durch seine Eltern immer wieder bedingungslose Annahme erfahren hat, der kann sicher leichter vergeben als einer, der sich ständig abgelehnt fühlte. Dennoch kann Vergebung gelernt werden. Wir sind nicht festgelegt durch unsere Kindheit.

Wie soll die Vergebung zum Beispiel in der Familie aussehen, damit sie für beide Seiten sinnvoll ist?

Ich wiederhole, was ich schon zur Frage der Aggression gesagt habe. Zuerst sollte ich meine Gefühle, meinen Schmerz, aber auch meine Wut ernst nehmen. Diese Wut schafft einen gesunden Abstand von dem anderen Menschen. Viele Verletzungen entstehend dadurch, dass Mann und Frau nicht genug Abstand haben und so in ein Gewirr der Emotionen geraten, dass sie sich dann aneinander „infizieren".

Die Vergebung vollzieht sich in vier Schritten. Der erste Schritt zur Vergebung besteht darin, dass ich den Schmerz nochmals zulasse, den die Verletzung in mir ausgelöst hat. Mit dem zweiten Schritt lasse ich meine Wut zu, mit der ich mich vom Verletzer distanziere. Bei dem dritten Schritt kann ich nachvollziehen, warum der andere gerade so gehandelt hat, seine Beweggründe begreifen. Und erst der vierte Schritt bringt die wirkliche Vergebung, in der ich das verletzende Verhalten beim anderen lasse und mich so innerlich davon befreie. Aber dann sollte noch das Gebet für den anderen folgen, dass er seinen Frieden findet. Dann erst bin ich versöhnt mit meinem Leben.

Die Vergebung ist heilbringend vor allem für mich, da sie mich von dem befreit, was mir ein anderer getan hat. Wenn ich dem, der mich verletzt hat, nicht vergeben kann, bin ich noch an ihn gebunden. Manche Menschen werden nie gesund, weil sie nicht vergeben können.

Doch damit Vergebung gelingen kann, muss man nach einem vernünftigen Weg suchen. Einmal kamen Eheleute zu mir, die sich oft gestritten haben. Sobald der Streit vorbei war, ging die Frau zu ihrem Mann und bat ihn, ihr jetzt sofort im Namen Christi zu vergeben. Der Mann sah natürlich rot, es war ein völlig verkehrtes Ritual. Der andere braucht Zeit, um sich auszutoben, um Raum für seinen Zorn zu haben. Andere Eheleute erzählten mir, dass sie ihre Hochzeitskerze auf dem Tisch stehen haben. Wenn sie streiten und nicht in der Lage sind, darüber zu sprechen, geht einer und zündet die Kerze an. Für den anderen ist es eine Einladung. Manchmal kann man nicht gleich zu reden anfangen, da ein Gespräch nur weitere Verletzungen verursachen würde. Diese Eheleute gingen also klug vor.

Wie kann der Mensch sich selbst vergeben? Wie kann er den Zauberkreis der Selbstverletzung durchbrechen?

Es stimmt, dass viele Menschen sich nicht selbst vergeben können. Sie gehen zur Beichte, um Gottes Vergebung zu erfahren, doch in ihrer tiefsten Seele werfen sie sich dauernd etwas vor. Sich selbst zu vergeben heißt, die Illusion aufzugeben, dass man selbst ein perfekter Mensch ist. Das wiederum verlangt Demut. Es kommt oft vor, dass Menschen eine zu ideale Vorstellung von sich selbst haben und sich selbst nicht verzeihen können, weil sie diese Illusion aufgeben müssten. Sie halten lieber an ihren Vorstellungen fest und können sich deshalb nicht ändern.

Ich kann mir nur selber vergeben, wenn ich an die Vergebung Gottes glaube und sie erfahren habe. Aber ich sage vielen Menschen bei der Beichte: „Wenn Gott dir jetzt vergeben hat, dann musst du dir auch selbst vergeben. Sonst glaubst du nicht wirklich an die Vergebung Gottes." Sich selbst zu vergeben heißt seine Schuldgefühle zu begraben, seine Selbstvorwürfe loszulassen und sich zu akzeptieren als den, der diese Schuld auf sich geladen hat oder der so geworden ist, wie er jetzt ist.

Eines Ihrer Bücher befasst sich mit der Bedeutung des Träumens für das geistliche Leben. Wie weit sollte der Christ sich mit seinen Träumen befassen? Sind sie für ihn nützlich?

Die Träume sind für die Bibel die Sprache Gottes. Oder ich kann auch sagen, dass Gott seine Engel im Traum schickt, um den Menschen zu belehren. Die Träume zeigen mir, wie ich bin. Sie decken mir meine Wirklichkeit auf, vor allem meine unbewussten Seiten. Manche Träume zeigen mir auch, welche Schritte ich auf meinem spirituellen Weg gehen soll. Andere

Träume sind voller Verheißungen. Sie zeigen mir, dass ich auf meinem Weg weiter bin, als ich denke. Wenn ich z. B. von einem Kind träume, dann bedeutet dieses Bild, dass etwas Neues in mir wächst. Und dann gibt es die religiösen Träume, die meinen Glauben stärken. In ihnen erfahre ich Gottes heilende Nähe als Licht oder in Symbolen – etwa im Symbol der Kirche oder in Worten, die ich auf einmal höre. Für die geistliche Tradition eines Christen war es immer wichtig, auf Träume zu hören, weil Gott die Tiefen seiner Seele erhellen und verwandeln will.

Kann man zum Beispiel sagen, dass man seine Aggressionen besser beherrschen kann, wenn man mehr auf sein eigenes Gewissen hört?

Es gibt heute mehr Menschen als früher, die einen Zugang zum Unbewussten haben. Sie beschäftigen sich mit Träumen, Psychologie u. ä. Ich leite z. B. Kurse für Manager, und diese wissen, dass sie mit ihrem Unbewusstsein rechnen müssen, sonst könnten sie ihre verdrängten Aggressionen leicht auf ihre Mitarbeiter übertragen. Es gibt jedoch auch eine Menge Menschen, die gar keinen Zugang zu ihrem Unbewusstsein haben. Sie verdrängen ihre Aggressionen und leben sie nach außen hin aus. Sie fühlen sich nur dann lebendig, wenn sie etwas zerstören. Doch eine Aggression, die sich nach außen wendet, verletzt gleichzeitig die eigene Seele. Die Zunahme der Gewalt ist ein Wahrzeichen der heutigen kranken Welt, das Zeichen einer kranken Seele.

Eugen Drewermann

geb. 1940, Dr. theol., Professor, Psychoanalytiker in eigener Praxis, Paderborn. Pionier und maßgeblicher Vertreter einer tiefenpsychologischen Auslegung der christlichen Glaubenstradition in Exegese, Moraltheologie und Dogmatik.

In seinem umfangreichen Publikationswerk legt er sein Verständnis einer tiefenpsychologischen Neuinspiration für einen existenziell befreienden Glauben dar.

Wie Heilung und Erlösung geschehen können[2]

Plädoyer für einen anderen Umgang mit Menschen – die Betrachtungsweise der Psychologen

Sich selber finden! Helfen statt Strafen! Heilen statt Verstoßen! Retten statt Richten! Zum Programm erhoben wurde dieser Wandel im Umgang mit Menschen, wie es in unserer westlichen Kultur kaum anders sein könnte, zuerst durch die Bemühungen von Ärzten, die, als Neurologen und Psychiater, vor der Frage standen, wie sie den vielfältigen psychischen, psychoneurotischen und psychosomatischen Leiden und Erkrankungen ihrer Patientinnen und Patienten beikommen könnten. Fest stand von Anfang an, dass es nicht möglich ist, einem Menschen zu helfen, solange man sich darauf beschränkt, ihm seine unheilvolle Lebensweise mit moralischem Anspruch zum Vorwurf zu machen. Ein Alkoholiker, ein Drogenabhängiger, ein Anorexie-Kranker kann durchaus das Schädigende seines Suchtverhaltens begreifen, – er wird gleichwohl zu einer Änderung seines Tuns außerstande sein. Auch an seinen „freien Willen" lässt sich nicht appellieren, – er existiert nicht; im Falle der Magersucht verbraucht er sich sogar in einem Übermaß an Selbstdisziplin für den wahnhaften Beweis vollkommener Bedürfnisfreiheit und Autarkie. Wenn demnach von der Freiheit eines

Menschen die Rede sein soll, dann nicht als von einer Natur-
gegebenheit, die dem Menschen als fertige Mitgift übereignet
worden wäre, dann allenfalls als von dem Ergebnis einer mühe-
vollen Arbeit an sich selbst: Nur insofern ein Mensch zur Erkenntnis der Hintergründe seiner Haltungen, Motivationen und
Übertragungen gelangt, vermag er dem Wiederholungszwang
bestimmter Konstellationen seiner Kindheit zu entkommen.
Nach einem berühmt gewordenen Ausspruch *Sigmund Freuds*
verfolgt die Psychoanalyse die „Absicht …, das Ich zu stärken, es vom Über-Ich unabhängiger zu machen, sein Wahrneh-
mungsfeld zu erweitern und seine Organisation auszubauen, so
dass es sich neue Stücke des Es aneignen kann. Wo Es war
soll Ich werden. Es ist eine Kulturarbeit etwa wie die Trocken-
legung der Zuydersee." [3]

Genau mit dieser Einstellung stellt die Psychoanalyse indessen
so etwas dar wie einen Kultursprung, verbunden mit enormen
Konsequenzen. In psychoanalytischer Betrachtung erscheinen
die Abweichungen von den Normen der bürgerlich-kirchlichen
Moral als bloße Symptome, die auf ihre tieferen Ursachen hin
untersucht werden müssen und die nicht selten, fast immer, von
den Formen des gesellschaftlichen Systems mitverursacht sind.
Es geht darum, auch und gerade das „Böse" im Menschen zu
verstehen, bewusst zu machen und durchzuarbeiten, denn es besitzt Gründe zu seiner Entstehung, und solange diese Gründe
weiterbestehen, lässt sich auf keine Änderung hoffen, solange
besteht, schon aus lauter Hilflosigkeit, in der Tat gesellschaft-
lich nur die Alternative von Wegschließen und Wegschieben.
Am Ende reinigt sich die bürgerliche Welt von ihren eigenen
Opfern, indem sie ihre Sündenböcke in die Wüstenei des sozialen Exils treibt. Das Entscheidende an der ärztlichen Sichtweise
der Psychoanalyse in der Behandlung menschlichen Fehlver-
haltens besteht demgegenüber in dem entschlossenen Willen zu
helfen; die Psychoanalyse betrachtet das „Böse", das Menschen
verüben, selber als Folge einer Fehlentwicklung in der Persön-
lichkeitsreifung, und so stellt sie sich die Aufgabe einer persön-

lichen Begleitung zur Nachreifung. Dabei weiß sie und erfährt sie tagtäglich neu, dass Menschen zur Wahrheit über sich selbst nur gelangen können, wenn sie sich nicht im Vorhinein als verurteilt empfinden müssen. Selbsterkenntnis ist kein rein intellektueller Vorgang, der nach Art eines sokratischen Dialogs mit den Mitteln logischer Argumentation herbeigeführt werden könnte; Selbsterkenntnis setzt das unbedingte Vertrauen voraus, von dem anderen (Arzt, Therapeuten, Mitmenschen) *akzeptiert* und vorbehaltlos ernst genommen zu werden. Damit ein Gespräch, eine persönliche Begegnung einen anderen Menschen für sich selbst aufzuschließen vermag, müssen Zug um Zug die verinnerlichten Mechanismen der Selbstverurteilung und der Selbstablehnung auf die ursprünglichen Situationen in Kindertagen zurückgeführt und mit der Situation heute verglichen werden. Nicht selten tritt dabei zutage, dass Menschen sich große Vorwürfe an Stellen ihres Lebens machen, die eigentlich recht harmlos sind, nur um die Inhalte nicht wahrzunehmen, durch die sie sich selber und den Menschen an ihrer Seite wirklichen Schaden zugefügt haben und zufügen. So gut wie immer geht es darum, eine angstverborgene, antriebsgehemmte, fehlangepasste, überkompensierte, in Ersatzformen des Eigentlichen erstarrte Lebensform mutiger, freier, selbständiger, ehrlicher und gradliniger wachsen zu lassen. So etwas kann nur gelingen durch aufrichtiges Interesse, emotionale Wärme und persönliche Wertschätzung auch gegenüber demjenigen, der objektiv einen Normenverstoß begangen hat. Die Frage lautet jetzt nicht, wie der Betreffende zu bestrafen sei, sondern wie er zu seinem Tun kam. Mag es auch „Gutes" und „Böses" in den Symptomklassifikationen der moralischen Bewertung geben, so hat doch beides seine Ursachen. Vielleicht ist ja ein Lügner nur ein Mensch, der Angst hat, ist ein Dieb nur ein Mensch, der Hunger hat, ist sogar ein Verbrecher nur ein Mensch auf der Suche nach einer Liebe, die er niemals kennen gelernt hat. Wenn Angst, Hunger und Einsamkeit die wirklichen Probleme von Menschen darstellen, wie muss man dann auf sie antworten, wenn man ihnen helfen will? Hat man überhaupt ein Recht, einen anderen Menschen verloren zu geben? Und was für ein Recht sollte es sein, das dazu nötigt?

Über viele der psychoanalytischen Theoriebildungen kann man heutigentags gewiss diskutieren; manche haben sich im Abstand von 100 Jahren als kulturell zu begrenzt erwiesen wie etwa die Lehre vom „Ödipuskomplex"; andere werden soeben durch die Neurologie glänzend bestätigt wie die Überzeugung von der überragenden Bedeutung der ersten Lebensjahre für die ganze weitere Biografie. Grundlegend an der Psychoanalyse ist die therapeutische Einstellung selbst, sogar und gerade in den schuldig Gewordenen Verirrte, Verwirrte, Verlorene und Verlaufene zu sehen, die es nicht zu verfolgen, sondern zurückzuholen gilt. Niemand fügt anderen mutwillig Leiden zu, es sei denn, er selbst hätte ein Gleiches erlitten, und so gilt es, den Teufelskreis aus Leid und Leidzufügung zu unterbrechen, statt ihn unter dem Titel einer strafenden Gerechtigkeit nur immer weiter sich drehen zu lassen.

Die Frage bleibt natürlich, wie diese menschliche Evidenz der Psychoanalyse (und der anderen aus ihr hervorgegangenen Therapierichtungen) sich in die Vorstellungen der bürgerlichen und kirchlichen Morallehren integrieren lässt. Die Antwort darauf lautet bis heute: gar nicht. Statt Staat und Kirche zu verändern, reduziert man die anthropologische Einsicht der Psychoanalyse in etwas Wesentliches am Menschen auf eine bloße Behandlungsmodalität im Rahmen von krankenkassengenehmigten Sitzungen und Aufenthalten in Landeskrankenhäusern und forensischen Kliniken. Das Äußerste an Humanität, was man von Staat und Kirche unter diesen Umständen erwarten kann, ist die Duldung der „Kranken" fernab von den „Gesunden"; mehr lässt sich scheinbar nicht machen; mehr kann vor allem die Psychoanalyse selbst oft nicht leisten. Auf diese Weise bleibt die Psychoanalyse so etwas wie ein Sanitätsdienst hinter den Frontlinien, damit beauftragt, Verwundete und Verletzte wieder „kriegsverwendungsfähig" zu machen; den Krieg selber soll und darf sie nicht beenden.

Die eigentliche Revolution beginnt in Gestalt des *Christentums,* das heißt, sie müsste damit begonnen haben. Immer wieder versuchen die verfassten Religionen, ihre Mitglieder von der Richtigkeit und Einzigartigkeit ihrer eigenen Lehren und Einrichtungen zu überzeugen, indem sie auf ihre besonderen Dogmen, Riten und Ämter verweisen, und natürlich bestehen unter den Konfessionen und Religionen die möglichen Unterschiede dieser Art, so dass der ideologisch-ökonomisch und militärisch geführte Kampf um die Durchsetzung der jeweils für „einzig richtig" gehaltenen Glaubensweise bis heute nicht wirklich erloschen ist. Doch man erniedrigt Gott zu einem Götzen, wenn man ihn zu einem Gefangenen im Vatikan, in Mekka oder an der Klagemauer in Jerusalem verfremdet. Jesus selber, soviel ist jedem christlichen Theologen geläufig, wollte keine neue Religion gründen, er wollte ganz im Gegenteil die glühendsten Visionen der Propheten seines Volkes endlich leben, und zwar nicht die moralisch-richterliche Seite der Verkündigung seines Lehrers Johannes des Täufers am Jordan zum Beispiel mit seinen apokalyptischen Gerichts- und Weltuntergangsdrohungen, sondern die Worte des Zweiten Jesaja aus dem 6. vorchristlichen Jahrhundert, aus der Zeit während und nach dem babylonischen Exil, aus der Phase der tiefsten Erniedrigung und „Gottesbestrafung" des jüdischen Volkes. Es sind diese Worte, mit denen das Lukas-Evangelium (4, 18–19) Jesus selbst in seiner Heimatstadt Nazareth sich den Leuten programmatisch so vorstellen lässt: „Die Heilsbotschaft Armen zu bringen hat er (sc. Gott, d. V.) mich gesandt, zu künden Kriegsgefangenen Freilassung und Blinden ein Aufblicken, zu entsenden Unterjochte in Freilassung (Jes 42, 7), anzukünden ein Jahr des Herrn, ein willkommenes (Lev 25, 10)." Eine Frömmigkeitshaltung, die in irgendeiner Weise sich maßgeblich auf diese Beauftragung Jesu beziehen will, kann nur, wie er es getan hat, versuchen, dem 100. Schaf, das sich verloren hat, nachzugehen und es auf den Schultern zurückzutragen (Lk 15, 1–7). Wenn Gott selber nach

Jesu fester Überzeugung so ist – so sein muss, angesichts der Verlorenheit der Menschen, wie dürfte man dann anders handeln, als entsprechend den Worten Jesu „nicht zu richten, damit Gott nicht richten muss" (Mt 7, 1), als „nachzulassen denen, die sich uns verschuldet", weil doch auch Gott einem jeden nachlassen muss, „was wir verschuldet" (Mt 6, 12), wie Jesus es die Jünger in der Vater-unser-Bitte zu beten lehrte? Der wirkliche Unterschied zwischen der religiösen Haltung Jesu und allen anderen Religionsformen liegt nicht darin, dass der Mann aus Nazareth bestimmte unerhörte Glaubenssätze von Gott aufgestellt und neue, nie gekannte Zeremonien der Gottesverehrung inklusive einer Beamtenschaft zu deren Einhaltung und Durchführung eingesetzt hätte; der wirkliche Unterschied, der das eigentlich „christliche" am Christentum ausmacht, ist die ganz und gar heilende, therapeutische Grundhaltung einer tiefen, umfassenden Menschlichkeit. Deren Radikalität wäre gewiss niemals zu gewinnen, ginge sie, anders als alle philosophische Ethik, nicht von dem Bild eines Gottes aus, der uns nach dem Urteil bloßer Gerechtigkeit allesamt verurteilen müsste und der doch uns zu retten kommt, nicht zu richten.

In gewissem Sinne besteht die Gefahr, in anderem Sinne die Größe *Pauli* darin, die prinzipiellen Einsichten ausformuliert zu haben, die in der Botschaft Jesu für das rabbinische Denken seiner Tage und für das gesetzliche Denken aller Tage enthalten sind – eine Gefahr, wenn daraus wieder nur ein autoritär festgesetztes Dogma hervorgeht, wahre Größe, wenn es zu der wohl paradoxesten Einsicht über den Menschen führt, die in moralischer Absicht überhaupt nur denkbar ist. In krassem Unterschied zur gesamten abendländischen Ethik, wie sie in den Moral- und Rechtssystemen der bürgerlichen Welt ihren Niederschlag gefunden hat, ist es *Paulus* gelungen, für das Christentum die Auffassung wesentlich zu machen, dass ein Mensch zum Guten nicht fähig ist außerhalb der „Erlösung" durch „Glauben" und „Gnade". Für das Christentum gilt der Mensch, ganz ähnlich wie in der Psychoanalyse, als wesentlich unfrei, solange er nicht der Erfahrung begegnet, trotz allem und in allem auf absolute Weise bejaht zu sein. Es ist der Punkt, an welchem das Christentum dem Standpunkt der Ethik mit ihrem Postulat von der Wahlfreiheit des Menschen zum Guten wie zum Bösen diametral widerspricht. *Martin Luther* wusste dies, als er im Jahre 1525, zusätzlich noch zu all dem kirchlichen, politischen und gesellschaftlichen Durcheinander seiner Zeit, ausgerechnet dem größten Vertreter des Humanismus, *Erasmus von Rotterdam* (1466–1536), mit einer eigenen Kampfschrift *Vom unfreien Willen* meinte entgegentreten zu müssen. Worum ging es? Einfach gesagt darum: Ein Mensch kann nicht gut sein, bloß wenn er will, aus eigener Kraft, er kann nur gut sein, wenn er einer Güte begegnet, die ihn unbedingt will und meint. Im 20. Jahrhundert hat umgekehrt kein Geringerer als *Nicolai Hartmann* in seiner *Ethik* von 1926[4] den Widerspruch zwischen dem ethischen und dem christlichen Standpunkt in aller wünschenswerten Klarheit herausgestellt: „Man kann", schrieb er, „den Widerstreit (sc. von Ethik und Religion, d.V.) … als den von Schuld und Sünde charakterisieren, oder als den von Wahrung und Freiheit und Preisgabe der Freiheit, von Erlösungswillen und Erlösungsabwehr, von Verantwortungswillen und Verantwortungswiderwillen." (820) Es gehe nicht an, meinte dieser Philosoph des postulatorischen Atheismus, wie das Christentum von einer „Aufhebung der Schuld" zu sprechen, denn das „wäre Verletzung der Freiheit, und damit der Person in ihrem sittlichen Grundkönnen". (819)

Das Missverständnis in der Diskussion zwischen Ethik und Moraltheologie ergibt sich im Wesentlichen aus der Zweideutigkeit der christlichen Kirchen. In ihren Dogmen sprechen sie einmal von der „Erbsünde", mithin von der „Erlösungsbedürftigkeit" des Menschen, dann wieder verkünden sie die Erlösung des Menschen durch die Gnade Gottes in Jesus Christus. Beide Aussagen könnten von größter Bedeutung sein, wenn sie als Methoden der Diagnostik und der Therapie menschlicher Not genutzt würden. Statt dessen soll die Erlösung durch die Sakramente der Kirche, besonders durch die Taufe, den Menschen vermittelt werden. Da, wie in *von Horváths* Theaterstück (sc. Geschichten aus dem Wiener Wald, der Hg.), alle neugeborenen Kinder sobald irgend möglich getauft werden müssen, bestehen die Kirchen heute tatsächlich fast ausnahmslos aus Menschen, die bereits als Babys rein rituell von der Macht des „Teufels" „erlöst" worden sind; durch den Vollzug der sakramentalen Formel sind sie von der „Gefangenschaft" des Bösen befreit; wesentlich dadurch sind sie – als „Erlöste", das heißt jetzt als Mitglieder der Kirche! – befähigt zum Guten; und somit unterstehen sie nun doch, ja, im Grunde sogar noch strenger, den Gesetzen der bürgerlichen Ethik.

Nicht nur, dass man mit solch einer Auffassung die gesamte Aufregung des Anliegens Jesu an eine rein rituelle Veranstaltung delegiert, man erspart sich damit bewusst die eigentliche existenzielle Aufgabe, die sich dem Christentum stellt: die Menschen aus einer buchstäblich gnadenlosen Welt zurückzuführen zu einer Asylstätte der Berechtigung und des Angenommenseins. Im Leben keines Kindes hat sich psychisch irgend etwas geändert, nur weil über es im Alter von zehn Tagen Wasser ausgegossen und eine spezielle Kirchenformel gesprochen wurde. Gerade der Lehre der Kirche nach bedeutet „getauft zu werden" nicht mehr und nicht weniger, als vom „Tod" zum „Leben" überzugehen. Wie aber begleitet man dann einen Menschen von einem Unleben in Angst, Schuldgefühl und Flucht zu einem Leben aus Vertrauen, Vergebung und Selbständigkeit? Wie „tauft" man wirklich?

Alle „Moraltheologie" kann im Grunde nichts anderes sein als eine Hilfestellung und Wegbeschreibung zu diesem Ziel. Nicht nur ihr Ausgangspunkt unterscheidet sich damit diametral von aller Moralphilosophie, auch ihr Ziel: Die Erlösung des Menschen kann nur in einer vollkommenen Umformung des Begriffs von „Gerechtigkeit" im Sinne der bürgerlichen Ethik bestehen. Die Frage ist jetzt nicht länger, wie man Gerechtigkeit zwischen Gut und Böse in Form von Lohn und Strafe walten lässt, sondern wie man der Erlösungsbedürftigkeit des Menschen „gerecht" wird. In der Einleitung zur Bergpredigt, die an alle gesprochen ist, „die übel dran" sind, die „mit mancherlei Krankheiten und Qualen behaftet sind: von Abergeistern Besessene, Mondsüchtige und Gelähmte" (Mt 4, 24), sagt Jesus selber ausdrücklich: „Wenn eure Gerechtigkeit nicht besser ist als die der Schriftgelehrten und der Pharisäer, so werdet ihr nicht in das Himmelreich kommen." (Mt 5, 20) Wie also ist es möglich, diese „bessere", das heißt diese fundamental vom Standpunkt der „Schriftgelehrten" und „Pharisäer" verschiedene „Gerechtigkeit" zu finden, die eines Reichs der Gnade würdig ist, indem sie den Leidenden aufhilft und verbindlich eine Welt beschreibt, in der nicht immer wieder die (sozial wie psychisch) Armen unter die Räder der Reichen kommen?

Konsequenzen für die christliche Moral

Auf den zentralen Fehler der gesamten kirchengebundenen Moraltheologie hat, vor dem Hintergrund ihres kompletten Unvermögens zur „Erlösung" der Menschen, vor rund 160 Jahren bereits der dänische Religionsphilosoph *Sören Kierkegaard* (1813–1855) in aller Deutlichkeit hingewiesen. Es geht entscheidend um den biblischen Begriff der Sünde. Fasst man ihn moralisch auf, bedeutet er nichts weiter als die ungehorsame beziehungsweise hochmütige Übertretung göttlicher Gebote; in ihrer schlimmsten Art ist diese Form der „Sünde" dann als Tat ein Verbrechen, als Haltung ein Laster; als das Gegenteil zur „Sünde" müsste, moralisch verstanden, demnach das verdienstvolle Tun beziehungsweise die Tugend gelten, und der Weg dahin könnte kein anderer sein als – sokratisch – die rechte Unterweisung zur Einsicht des Guten und die rechte Anleitung des freien Willens zum Tun des Erkannten. Recht verstanden, versetzt die „Erlösung" des Menschen durch Christus damit eigentlich nur die Moraltheologie in die Bequemlichkeit, fortan, nach Überwindung der „Ursünde" „Adams" (die ins ganz und gar Historisch-Phantastische gesetzt wird), wieder in Reih und Glied mit der philosophischen Ethik der bürgerlichen Gesellschaft mitmarschieren zu können und sich kraft göttlicher Beglaubigung an allen Stellen des reflexiven Zweifels in entschiedener Gewissheit „staatstragend" zu geben. Demgegenüber wies *Kierkegaard* in seiner Schrift *Die Krankheit zum Tode* aus dem Jahre 1849[5] darauf hin, dass „der Gegensatz zur Sünde nicht Tugend ist, sondern Glaube". Glaube aber ist für den „Vater" der Existenzphilosophie nicht länger mehr ein rhapsodistisches Heruntersagen kirchlicher Lehrformeln zur Homogenisierung der Massenpsyche in den Händen kirchlich-staatlicher Herrschaftsausübung. „Glaube ist", schreibt er, „dass das Selbst, indem es es selbst ist und es selbst sein will, durchsichtig in Gott gründet." (II A, 1. Kapitel, S. 78)

In dieser Neudefinition der christlichen Grundbegriffe liegt zweierlei, das einer Umwälzung der „Theologie" im Ganzen gleichkommt. Zum Einen: Wer „Sünde" moralisch – als Gebotsübertretung – auffasst, *kann* nur an den Willen zur Besserung appellieren und nach dem Arm der Justiz zur „gerechten" Bestrafung des Übertreters rufen. *Kierkegaard* aber übersetzte und ersetzte diesen ethisch missverstandenen Begriff der Sünde mit Nicht-Selbst-Sein, mit *Verzweiflung*. Wenn ein Mensch *verzweifelt* ist, verbietet sich alles Reden mit dem erhobenen oder gar mit dem ausgestreckten Zeigefinger von selbst; ein Verzweifelter braucht nicht noch mehr Vorwürfe und Ausgrenzungen, – er braucht Hilfe. Die Diagnose ist hier identisch mit dem Postulat eines „therapeutischen" Vorgehens. Doch wohlgemerkt: Was in der Psychoanalyse soeben noch als bloßer Krankheitsfall beschrieben werden konnte, als Abweichung vom „Normalen", wird jetzt, bei der Interpretation der christlichen Lehre von der „Ursünde", zu einer Grundbefindlichkeit des menschlichen Daseins. *Jeder* ist in *Kierkegaard*schem Sinne Verzweifelter, der seine Freiheit allein (zurück)gewinnt im Vertrauen auf Gott.

Dies ist die zweite zentrale Neubestimmung der theologischen Begrifflichkeit. Glaube, damit er rettend, heilend, erlösend wirken kann, darf nicht länger mehr als ein intellektuelles Fürwahrhalten bestimmter kirchendogmatischer Inhalte verstanden werden (die sich, genauso wie die tradierte Moraltheologie in der philosophischen Ethik, in die idealistische Metaphysik „aufheben" ließen); Glaube als Rückgewinnung des „Selbst" beschreibt ein Gleichgewicht der Existenz zwischen den gegensätzlichen Komponenten, aus denen die Freiheit des Menschen zusammengesetzt ist; Glaube als Vertrauen ist das Ende der Verzweiflung. Was also muss geschehen, um einen Menschen von *Angst zu Vertrauen* zu führen, um ihn aus der *Verzweiflung* des Selbstverlustes im Feld der Gnadenlosigkeit zu sich selbst zurückzuleiten?

An dieser Stelle ist es unumgänglich, die Lehre von der Sünde in ein Instrument des Verstehens und der Einfühlung zu verwandeln. Die gesamte kirchliche Sprache, der gesamte Umgangsstil muss sich ändern. Die Moraltheologie selbst muss sich umformen zu einem Ort der Beschreibung und der Durcharbeitung menschlicher Not; sie kann und darf fortan nichts anderes sein als eine Art medizinischer Erforschung und Darstellung der Erkrankung des menschlichen Daseins an der Unendlichkeit der Angst der eigenen Freiheit, wenn diese ohne ein absolutes Gegenüber, das sie umfängt und trägt, sich selber ausgeliefert bleibt. Statt dass weiterhin „Freiheit" als das eherne Fundament der philosophischen Ethik erscheint, erweist sie sich existenziell vielmehr als eine unerträgliche Belastung, als der Fluch eines Daseins im Felde radikaler Ausgestoßenheit und Abgelehntheit. Die Frage wird damit umgekehrt nur um so dringlicher, wie denn der Glaube, verstanden als Vertrauen ins Absolute, daseinsbegründend und „gnade" vermittelnd zu wirken vermag. Womöglich besteht ja die Vorstellung selbst von einem Jüngsten Gericht gerade nicht in der Auslieferung von Verdammten an ihre höllischen Quälgeister, sondern umgekehrt darin, dass die Verdammten dieser Erde endlich aus ihren Höllenqualen befreit würden, indem sie der Macht einer ewigen Liebe gegenüberträten, die von Ewigkeit her möchte, dass sie sind, und der sie es glauben können, selbst sein zu dürfen.

Daniel Hell

geb. 1944, Dr. med., Professor für klinische Psychiatrie, Direktor an der Psychiatrischen Universitätsklinik Zürich (eine der Wirkstätten von C. G. Jung); Autor verschiedener Sachbücher.

Ein Schwerpunkt seiner Tätigkeit liegt in der Erforschung und Behandlung von Depressionen. In diesem Zusammenhang greift er die spirituelle Weisheit der Wüstenväter auf, die in der Zeit von ca. 300–600 n. Chr. nicht nur ein tiefes Verständnis der seelischen Reifung, sondern auch ein epochemachendes Depressionsverständnis entwickelt haben.

Die Haltung in der therapeutischen und seelsorgerlichen Beziehung[6]

Haltung und Menschenbild

Bilder prägen. Sie können die Einstellung zu andern Menschen beeinflussen. Deshalb ist die Vorstellung, die sich eine Wissenschaft von Menschen macht, nicht unerheblich. Bilder können aber auch trügen. So können hinter identischen Ausdrucksformen und Sprachbildern unterschiedliche Konzeptionen oder „Menschenbilder" versteckt sein.

Psychotherapie und Seelsorge sind sprachlich eng verwandt. Was der eine Begriff auf Deutsch aussagt – für die Seele sorgen –, ist im andern auf Griechisch enthalten (griech. psyche: Seele; therapeuein: dienen, helfen). Doch reden Psychotherapeuten und Seelsorger nicht nur oft eine andere Sprache. Sie unterscheiden sich auch nicht selten darin, was sie unter Seelischem verstehen. Noch größer ist der Abstand zwischen Seelsorge und Psychiatrie, obwohl auch die Psychiatrie als medizinisches Spezialgebiet seinen Namen vom Seelenbegriff herleitet (griech. iatreia: Heilkunde). Aus der alten „Seelenheilkunde" ist aber mittlerweile eine angewandte Neurowissenschaft geworden.

Statt mit der Seele beschäftigt sich die Psychiatrie hauptsächlich mit dem Gehirn.

Als Hochschullehrer für Psychiatrie und Leiter einer Psychiatrischen Universitätsklinik nehme ich am unübersehbaren Erfolg meines Fachgebietes teil. Ich sehe aber auch den Verlust, der droht, wenn Seelisches ausschließlich aus neurowissenschaftlicher Perspektive als „ein Produkt des Gehirns" behandelt wird. Eine solche einseitige Ausrichtung der aktuellen akademischen Psychiatrie und Psychologie ist klärungsbedürftig. Sie wirft unausweichlich folgende Fragen auf: Ist Seelisches allein auf der Ebene von Nervenprozessen zu beschreiben öder ist umgekehrt das neurobiologische Geschehen als Teil eines größeren Ganzen zu betrachten? Stellt Seelisches bloß einen materiellen Prozess dar oder benötigt Seelisches vielmehr eine körperliche Grundlage, um sich auszudrücken? Wenn Letzteres angenommen wird, ereignet sich seelisches Erleben in einer Dimension, die mit biochemischen und neurophysiologischen Mitteln nicht völlig erfasst werden kann. Wie die Stimme oder die Schrift nötig sind, um Gedanken auszudrücken, ohne dass diese Ausdrucksmittel die Bedeutung des Mitgeteilten selbst zu erkennen vermögen, so können Nervenprozesse Seelisches darstellen, ohne um deren kulturellen, zwischenmenschlichen oder individuellen Symbolgehalt zu wissen.

In der Diskussion um diese Grundfragen wird darauf verwiesen, dass die experimentelle elektrische Reizung von Gehirnarealen bestimmte seelische Erlebensweisen – möglicherweise bis hin zu spirituellen Eindrücken – auslösen kann. Daraus wird oft kurzschlüssig abgeleitet, dass sich seelisches (oder spirituelles) Erleben auf die Aktivität bestimmter Hirnareale beschränke und damit erklärt werden könne. Abgesehen davon, dass der Mensch nicht nur mit dem Kopf reagiert, lässt eine solche reduktive Schlussfolgerung außer Acht, dass menschliches Erleben fundamental auf einem Selbstverhältnis aufbaut. Eine denkende und fühlende Person ist darüber hinaus in eine Vielfalt von geistig-kulturellen und zwischenmenschlichen Verweisungszusammenhängen eingebettet und nicht nur auf funktionierende Hirnzellen angewiesen.[7]

Die experimentellen Fortschritte der modernen Neurowissenschaften führen zu einer Situation, die an die Wegscheide der modernen Physik erinnert. Diese hat im letzten Jahrhundert erkannt, wie mit jeder Beobachtung das Untersuchte bereits verändert wird. Meiner Ansicht nach ist auch in der Psychiatrie und Psychologie eine rein deterministische Optik, welche die handelnden Personen ausnimmt, nicht mehr durchzuhalten. Sonst wäre alles menschliche Fühlen, Denken und Handeln nur eine Sache neurobiologischer Prozesse – und zwar nicht nur auf Seiten der untersuchten Personen, sondern auch auf Seiten der untersuchenden Wissenschaftler. Die Wahrheitssuche würde zu einer großartigen Selbsttäuschung, die willens- und entscheidungslosen Menschen von zufälligen Gehirnmechanismen vorgegaukelt würde.

Wenn dem aber nicht so ist, kann das neurobiologische Geschehen nicht das allein Entscheidende sein. Es muss von anderen Bedingungen abhängig gemacht werden, z. B. von persönlichen Lebenserfahrungen, situativen Konstellationen, individuell getroffenen Entscheidungen und von etwas Letztem, Unsagbaren. Genau eine solche Überzeugung kommt mir auch in der jüdisch-christlichen Religion entgegen. Als Psychiater und Psychotherapeut, der mit seinen Mitarbeitern neurowissenschaftliche Forschung betreibt, plädiere ich dafür, das religiöse und kulturelle Erbe nicht der Neurowissenschaft unterzuordnen, sondern die Neurowissenschaft als Teil unserer modernen Kultur zu sehen, die wiederum in ein Umfassenderes einzuordnen ist.

Ich würde für diese Haltung aber kaum öffentlich eintreten, wenn sie nicht durch meine therapeutischen Erfahrungen gestützt würde. In den ärztlichen Behandlungen mache ich immer wieder die Beobachtung, dass es zwar gelingt, mit Medikamenten und psychotherapeutischen Techniken bestimmte Krankheitssymptome wie Depressivität oder Panik zu lindern.

Mit diesen Verfahren allein sehe ich mich aber außerstande, eine existenzielle Not anzugehen, die darin zum Ausdruck kommt, dass diesen Menschen ein „inneres Zuhause" fehlt. Viele Hilfesuchende leiden nicht nur daran, im Alltag mit ihren Lebensumständen oder Mitmenschen nicht zurecht zu kommen, sondern sie fühlen sich auch innerlich verarmt oder leer. Manche berichten davon, dass sie „sich selber verloren haben" oder „sich selbst entfremdet sind". Hier ist mehr gefragt als psychiatrisches und psychotherapeutisches Spezialistentum. Es fehlt diesen Menschen nicht einfach ein Botenstoff im Gehirn oder eine soziale Fähigkeit bzw. ein gekonnter Umgang mit einem isolierten Problem. Ihr Leiden ist grundlegender. Es zeugt von einer seelischen Not, die menschliche – und nicht nur organische oder verhaltensorientierte – Züge hat. Ihre Not zeigt sich vor allem dann, wenn man ihnen persönlich nahe kommt. Nur von einer zwischenmenschlichen Begegnung her kann auf dieses tiefere Leiden auch eingegangen werden. Eine solche Begegnung lässt sich aber nicht künstlich herstellen. Sie ist Ausdruck dessen, was über das rein physiologische und biochemische Geschehen zweier Menschen hinausgeht und es dennoch voraussetzt. Für dieses „Überschüssige" steht das Wort „Seele". Es ist kein Zufall, dass die Neurowissenschaften damit nichts anfangen können, weil sich das „seelische Erleben" (etwa einer Begegnung) der Anonymität eines blinden Geschehens und damit den naturwissenschaftlichen Messmethoden entzieht. Dieses Seelische steht der religiösen und kulturellen Tradition näher. Im christlichen Abendland wurde die Seele – über den philosophischen Einfluss der griechischen Antike – zu einem zentralen Begriff des menschlichen Selbstverständnisses. Seelsorge, „die Sorge um die Seele", wurde zur wichtigen Aufgabe der Priester und Pfarrer.

Heißt dies nun, dass Menschen, die „Hunger nach Seelischem" haben, wieder der Seelsorge bedürfen? Oder kann auch Psychotherapie auf einer zwischenmenschlichen Beziehung beruhen, die anonyme Lebensbedingungen und blinde Gesetzmäßigkeiten überschreiten lässt? Um auf diese Fragen eine Antwort zu suchen, will ich im Folgenden Seelsorge und Psychotherapie einander gegenüberstellen. Zunächst sollen die Unterschiede noch schärfer herausgearbeitet werden, um dann, vom Trennenden her, zu sehen, wie sich Seelsorge und Psychotherapie ergänzen und verbinden können.

Christliche Seelsorge in Abgrenzung zur Psychotherapie

Die christliche Seelsorge basiert auf einer religiösen Überzeugung. „Soll Seelsorge als eine spezifisch christlich geprägte Form zwischenmenschlicher Hilfe verstanden werden, darf die transzendente Blickrichtung niemals eliminiert werden!" [8] schreibt Doris Nauer in einem modernen Handbuch der Seelsorge. Dass das Eigentliche der Seelsorge gerade in der Voraussetzung des Glaubens besteht, vertritt auch Jürgen Ziemer in seinem Standardwerk der „Seelsorgelehre". [9] Dabei kann Glaube auch in einem weiten Sinne verstanden werden. Er muss nicht in ein konfessionell geprägtes Sprachbild eingebettet sein, sondern kann in einer vertrauensvollen Öffnung gegenüber einem Größeren und Umfassenderen bestehen.

Demgegenüber ist Psychotherapie an keine religiöse oder spirituelle Haltung gebunden. Zwar können Psychotherapeuten eine bestimmte Glaubensüberzeugung haben, aber dieser Glaube ist nicht Grundlage ihrer Disziplin. Die Psychotherapie beschränkt sich darauf, Lebenshilfe zu leisten und persönliche Konflikte und Schwierigkeiten eines Menschen abzubauen. Über diese praktische Lebenshilfe hinaus legt sie sich auf kein bestimmtes Ziel fest. Sie versucht also z. B. nicht, jemandem zum Glauben an eine umfassendere Wirklichkeit zu verhelfen.

Umgekehrt kann christliche Seelsorge nicht von einem höheren Ziel abstrahieren. Christliche Seelsorger können zwar psychotherapeutisch wirksam sein. Solange sie aber Seelsorge betreiben, geschieht auch ihre psychotherapeutische Hilfe vor dem Hintergrund einer christlichen Sorge um die Seele und ihr Heil.

Öffnung der Seelsorge gegenüber der Psychotherapie

Bestand die Seelsorge in der Mitte des 20. Jahrhunderts noch vor allem in der Verkündigung des biblischen Wortes, so fand in den letzten Jahrzehnten eine bemerkenswerte Verschiebung ihres Schwerpunktes statt. Die Psychotherapie wurde nicht mehr als konkurrenzierende Methode eingeschätzt, sondern als Ergänzung in die seelsorgerliche Tätigkeit aufgenommen.

Die Offenheit gegenüber psychologischen Ansätzen ist aber nicht so neu, wie es auf den ersten Blick scheint. Schon seit der Aufklärung hat sich die christliche Seelsorge mit Erkenntnissen aus Psychologie und Anthropologie befasst. Neu ist vielmehr, dass die moderne Seelsorge ohne Berücksichtigung psychotherapeutischer Verfahren kaum mehr denkbar ist. Viele heutigen Seelsorger sind auch psychotherapeutisch tätig. Es kommen Ansätze der Gesprächstherapie (von Carl Rogers), der Tiefenpsychologie (vor allem von Carl Gustav Jung, aber auch von Sigmund Freud und weiteren Psychoanalytikern), der Logotherapie (von Viktor Frankl), der Gestalttherapie (von Fritz Pearls) und der Systemtherapie (von Salvador Minuchin und andern) zum Einsatz.

Gerade infolge dieser Offenheit christlicher Seelsorge gegenüber psychotherapeutischen Einsichten ist innerhalb der christlichen Seelsorge der Ruf laut geworden, das Wesentliche der Seelsorge nicht zu vergessen. Das Wesentliche sei aber die Vermittlung einer Glaubenshaltung. So geht es nach Klaus Winkler darum, „die in der heiligen Schrift und der christlichen Glaubenstradition aufscheinenden vorausgängigen Glaubensinhalte gegen ‚Horizontalisierungstendenzen' (zu) verteidigen und Seelsorge darauf (zu) verpflichten, diese Inhalte, und damit die ‚frohe Botschaft' im Sinne konstanter Glaubenshilfe an Menschen weiter zu vermitteln."[10] Damit ist die Seelsorge einem „Mehr" verpflichtet. Sie hat den Menschen auch zu ermutigen, sich auf lebenserweiternde Erfahrungen einzulassen bzw. ihren individuellen Weg zu einem Umfassenderen – in religiöser Sprache: zu Gott – zu finden.

Jürgen Ziemer schreibt in diesem Sinne: „Seelsorge ist wohl psychologische Arbeit und sie muss es sein, aber sie geht in dieser Beschreibung nicht einfach auf (...). Seelsorge geschieht immer auch im Vertrauen auf die für den konkreten Menschen relevante heilende Gegenwart Gottes."[11]

Öffnung der Psychotherapie gegenüber der Seelsorge

Psychotherapie und Seelsorge sind aber nicht so leicht voneinander zu trennen, wie es zunächst scheint. Nicht nur die Seelsorge hat sich in den letzten Jahrzehnten zunehmend der Psychologie und Psychotherapie geöffnet (die bekanntesten Beispiele sind Eugen Drewermann und Anselm Grün). Auch die Psychotherapie verschließt sich immer weniger der Transzendenz. Viele Psychotherapeuten schließen spirituelle Ziele nicht mehr aus und nähern sich auf diese Weise der seelsorgerischen Praxis an.

Ein frühes Beispiel dafür ist Hans Trüb, der ein bedeutender Schüler von Carl Gustav Jung war. Hans Trüb (1889–1949) war als ärztlicher Psychotherapeut der Meinung, „dass der Mensch nur zu sich selbst kommt und er selbst wird, insofern als er von einer transzendenten Stelle her angerufen ist und darauf antwortet."[12] In diesem Sinne vertrat er die Auffassung, dass die eigentlich heilende Kraft nicht im Therapeuten selber läge, aber dass es „der liebende Anruf von Seiten eines Therapeuten" leichter machen könne, sich gegenüber dem Transzendenten zu öffnen und Heilung zu finden. Nur ein Therapeut, der sich nicht als letzter Akteur verstehe, könne akzeptieren, dass es in der Therapie auch gelte, eigene Hilflosigkeit auszuhalten und

„zitternd Antwort zu stehen", im Wissen darum, dass die Therapie vor einem Umfassenderen geschehe.

Auch der bekannte Psychiater und Psychoanalytiker Gaetano Benedetti warnt davor, die psychologische Erkenntnisfähigkeit als therapeutischen Wirkfaktor zu überschätzen. Gerade in aussichtslos erscheinenden Situationen sei eine therapeutische Hingabe nötig, die „aus nichts anderem stammen kann als aus der Wahrnehmung einer transzendenten Dimension der menschlichen Person."[13] Benedetti scheut sich nicht davor, von „therapeutischer Verzweiflung" zu sprechen, welche mitunter erst die Sicht frei machen könne für eine transzendente Hilfe. Ein anderer Schweizer Psychiater und Psychotherapeut, Balthasar Staehelin, hat diese transzendente Dimension ganz ins Zentrum seiner Therapien gerückt.

Es ist kein Zufall, dass die Öffnung der Psychotherapie gegenüber dem Transzendenten dazu führt, das Selbstverständnis der Therapeuten und ihre Rolle im Behandlungsprozess zu verändern. Steht in einer wissenschaftlich basierten Psychotherapie die Behandlungstechnik im Vordergrund, rückt für religiös verwurzelte oder spirituell ausgerichtete Psychotherapeuten wie Hans Trüb oder Gaetano Benedetti die personale Beziehung zum Patienten – auf dem Hintergrund eines umfassenderen, transzendenten Beziehungsverhältnisses – ins Zentrum. Dabei gleicht sich die Position von Patient und Therapeut in ihrem beidseitigen Verhältnis zu einem Dritten und Umfassenden an. Beide, Patient und Therapeut, stehen in Abhängigkeit von einer höheren Macht und sind aufgerufen, auf je persönliche Weise auf die ihnen durch die Not aufgezwungene Frage Antwort zu geben. So ist wenigstens ansatzweise zu verstehen, wenn Hans Trüb und Gaetano Benedetti von ihrer eigenen Verzweiflung im therapeutischen Prozess sprechen.

Dass therapeutische Verzweiflung bzw. „das Hilfloswerden mit den Hilflosen" unter Umständen Voraussetzung für einen Behandlungsdurchbruch sein kann, ist so lange unverständlich, wie Therapie mit einem „Machen" gleichgesetzt wird. Dann hat der Therapeut die Regeln der Kunst so anzuwenden, dass er immer noch um einen Ausweg weiß. Hilft das eine Mittel nicht, so ist ein anderes einzusetzen usw. Auf keinen Fall darf aber therapeutische Ohnmacht eintreten. Das wäre gleichbedeutend mit einem Therapieversagen. Bei einem solchen mechanistischen Denken wäre das Eingestehen von Hilflosigkeit höchstens zu vertreten, wenn damit auf Grund einer psychologischen Gesetzmäßigkeit Selbstheilungstendenzen des Patienten reaktiviert werden könnten.

Benedetti und anderen spirituell orientierten Therapeuten geht es aber um etwas völlig anderes. Benedetti schreibt z. B., dass er den Patienten nicht bloß zu einem Behandelten, Betreuten oder Verarzteten, kurz zu einem Objekt, machen möchte. Vielmehr sieht er seine Aufgabe darin, dem leidenden Menschen als letztlich unverfügbare und unantastbare Person gerecht zu werden, d. h. in seinen Worten „den heilen Kern der Persönlichkeit" anzusprechen. Das soll zwar nicht ohne Fachkompetenz geschehen. Aber das überlegene Fachwissen des Therapeuten soll auch nicht dazu verführen, den Patienten in eine unterlegene Rolle zu drängen, die seine eigenständige Entfaltung hindert.

Der große jüdische Philosoph Martin Buber, Autor von „Ich und Du" und führender Vertreter eines dialogischen Therapieverständnisses, ist dezidiert der Auffassung: „Es ist eine Vermessenheit, dem Andern helfen zu wollen, ohne in die Gegenseitigkeit einzutreten. Jede Einwirkung auf ihn ohne diese ist Magie."[14] Das Zulassen „therapeutischer Verzweiflung" darf deshalb nicht im Rahmen einer therapeutischen Technik verstanden werden. Es hat keine Behandlungsfunktion. Aber es schließt die Ohnmacht des Patienten auch nicht weg. Es zeigt an, dass der Therapeut dem Hilfe suchenden Patienten nicht nur als Experte, sondern auch als teilnehmender Mitmensch begegnet. Das therapeutische Feld beschränkt sich nach diesem Verständnis nicht nur auf den Patienten. Auch der Therapeut ist Teil davon.

Dieses „Sich-in-Beziehung-Setzen" führt Benedetti zum Begriff der „Tragung". Diesen Begriff verwendete zuvor bereits Ludwig Binswanger, der Begründer der Daseinsanalyse. Er ist Ausdruck eines Akts der Hoffnung. Benedetti schreibt: „Tragung hat eine andere Zeitdimension als ‚Übertragung'. Letztere kann im Verlaufe weniger Tage vollendet sein. Aber die Tragung ist immer ein wirkliches Getragensein über lange Zeitabschnitte hinweg, in den Stunden der positiven und der negativen Übertragung, in den Momenten der Aussichtslosigkeit, durch die leeren Augenblicke und die vielen Klagen des Kranken hindurch. Es vollendet sich dann ein Kreis, der mehr ist als die Summe aller Deutungen und Einsichten, und der vielmehr in der Erfahrung einer ungebrochenen mitmenschlichen Kontinuität liegt."[15]

In solcher Zwischenmenschlichkeit wird überschritten, was naturwissenschaftlich fassbar ist. Es öffnet sich eine Dimension, die als intersubjektiv bezeichnet worden ist. Transzendent ist sie, wenn neben den beiden betroffenen Personen ein Umfassenderes – in religiöser Sprache: Gott – einbezogen ist. Die „Tragung" oder das therapeutische Mitsein ist nicht mehr auf einer individuellen Ebene anzusetzen. Es berührt ein „Zwischen" und ist verantwortlich für ein Angesprochen-werden aus diesem unfasslichen Sein. In der dialogischen Anthropologie Martin Bubers ist der zwischenmenschliche Dialog transzendenten Ursprungs. Der Mensch kann die Ich-Einsamkeit nicht alleine aufbrechen. Es braucht Gott, das eigentliche Du des Menschen.

Auch wenn religiöse Begriffe vermieden werden, stehen Aussagen wie diejenigen von Gaetano Benedetti dem nahe, was christliche Seelsorge zum Inhalt hat. Allerdings lassen sie sich konfessionell nicht einordnen. Sobald eine solche psychotherapeutische oder seelsorgerliche Haltung einer Sache, sei es einem therapeutischen Projekt oder einem religiösen Bekenntnis, und nicht mehr dem betroffenen Menschen dient, geht verloren, was sie eigentlich ausmacht. Auch das folgende Beispiel darf nicht als therapeutische Erfolgsgeschichte gelesen oder so verstanden werden, dass es eine psychologische Gesetzmäßigkeit widerspiegelt. Es will nur veranschaulichen, dass eine gemeinsame Erfahrung des Scheiterns von Patient und Therapeut – ein „Dualismus des Leidens" (Benedetti) – auch Ausgangspunkt einer befreienden Entwicklung sein kann.

Ein Beispiel gemeinsamer Hilflosigkeit

Eine 40-jährige, allein stehende Patientin leidet nicht das erste Mal an einer schweren Depression. Der erneute Krankheitsrückfall ist aber besonders schwerwiegend. Weder die Behandlung mit mehreren Antidepressiva, mit Infusionstherapie, mit Schlafentzug noch die intensive Betreuung vermögen ihre depressive Blockade zu lindern. Eine Elektrokrampfbehandlung hat bei einer früheren Episode nur begrenzt geholfen, war aber mit schwereren Gedächtnisstörungen einher gegangen, sodass die Patientin eine solche ablehnt.

Ihre aktuelle Not geht mit einer großen inneren Unruhe einher. Zwar ist sie so stark blockiert, dass sie weder lesen noch fernsehen kann. Gleichzeitig ist sie aber auch nicht so erschöpft, dass sie vor lauter Müdigkeit nichts mehr tun möchte. Vielmehr sucht sie angestrengt nach Möglichkeiten, doch noch etwas zu leisten. Ihre verzweifelten Versuche scheitern aber an Konzentrationsunfähigkeit. Die damit einhergehende Enttäuschung verstärkt ihre Selbstabwertung und ihre Todeswünsche. Immer wieder denkt sie an Suizid. Dabei drehen sich ihre Gedanken im Kreise. Sie fühlt sich ihnen ausgeliefert. „Nicht einmal meine Gedanken gehören mehr mir. Ich bin eine Versagerin. Ich habe nicht einmal die nötige Kraft und den nötigen Mut, mich umzubringen."

Ihr Zustand erfordert eine engmaschige Betreuung. Auch benötigt sie starke Beruhigungsmittel, um etwas Ruhe und nachts Schlaf zu finden. In Gesprächen vermag sie sich nur kurzfristig zu konzentrieren. Doch nimmt sie auch stilles Präsentsein wahr und akzeptiert diese Zuwendung. Dann ist ihre Not besonders eindrücklich zu spüren. Als behandelnder Arzt behalte ich zwar die Hoffnung, dass ihre schwere depressive Episode wieder abklingt. Aber ich weiß auch um ihre Gefährdung, an einer Suizidhandlung oder an einer Komplikation ihrer Nahrungsenthaltung zu sterben. Anlässlich einer früheren Hospitalisation hat sie sich einmal selber angezündet, sodass ihre Kleider lichterloh brannten. Belastend für mich ist auch das Wissen um die Schwere ihres Leidens. Meine psychiatrische und psychotherapeutische Hilfe kann nur die Spitze ihrer Not eindämmen, die hintergründig vorhandenen destruktiven Kräfte aber nicht nachhaltig brechen. Es muss etwas geschehen, das nicht in meiner Macht liegt, etwa eine Neuordnung ihrer inneren Dynamik oder eine Veränderung ihrer Einstellung zur depressiven Blockade. Was ich tun konnte, war, ihr täglich zu vermitteln, dass ihre krankhafte Not sie nicht schlecht macht, aber an die Grenze ihrer Belastungsfähigkeit führt.

Es vergingen belastende Wochen anhaltender Ungewissheit und Verzweiflung, bis bei der Patientin erste Zeichen einer mimischen Lockerung und wenig später erste Hinweise auf eine subjektive Linderung ihrer depressiven Bedrücktheit auftraten.

Nach Abklingen der Depression suchte die Patientin in Worte zu fassen, was mit ihr geschehen war. Sie äußerte im ärztlichen Gespräch, dass die medizinische und medikamentöse Hilfestellung zeitweise wie an ihr abgetropft, zeitweise ihre Verzweiflung aber zugedeckt habe. Entscheidend sei aber etwas anderes gewesen: Die Erfahrung des geteilten Leidens und die Ahnung, dass der therapeutische Einsatz nicht in erster Linie um ihre Krankheit zu besiegen erfolgt sei, sondern für sie und ihr Leben.

Vielfältige Übergänge zwischen Psychotherapie und Seelsorge

An der Auseinandersetzung zwischen Hans Trüb und Carl Gustav Jung lassen sich verschiedene Gewichtungen von Psychotherapie und Seelsorge bei religiös interessierten Ärzten veranschaulichen. Hans Trüb warf C. G. Jung vor, dass er die psychologischen Erkenntnisse über das religiöse Erleben stelle. Er sah die Gefahr, dass sein Lehrer C. G. Jung nicht beim achtsamen Wahrnehmen spiritueller Erfahrungen innehielt, sondern diese psychologisierte und damit relativierte. Diese Psychologisierung führe Jung dazu, als Ziel der Heilung den in sich selbst erfüllten, individuierten Menschen anzunehmen, statt den Menschen „vor Gott". Demgegenüber sah C. G. Jung in seinen psychologischen Deutungen eine Hilfestellung für den modernen Menschen, sich dem spirituellen Erleben zu öffnen.[16] Seine Erläuterungen sollten auch den wissenschaftlich interessierten Menschen ansprechen. Er suchte nach einem Ordnungsschema auch da, wo es rational nicht mehr ergründbar war.

Psychotherapie und Seelsorge gehen nicht ineinander auf und sollten meines Erachtens nicht vermischt werden, sie lassen sich in der Praxis aber auch nicht völlig trennen. In einem umfassenderen Sinn gehören sie zusammen. Beide befassen sich mit der Not und dem Unheilsein des Menschen. Darin aber, was Heil- oder Ganzwerden bedeuten, unterscheiden sich Psychotherapie und Seelsorge. Für die einen bedeutet es Gesundheit, Individuation oder Konfliktlösung, für die andern darüber hinaus ein Heilwerden durch den Bezug auf Gott.

Gerade in einer Zeit, in der sich psychotherapeutische Ansätze mit spirituellen Zielvorgaben verbreiten, scheint es richtig und wichtig zu sein, Psychotherapie in erster Linie als eine Auseinandersetzung mit praktischen Schwierigkeiten, mit persönlichen und familiären Problemen sowie mit gesellschaftlichen Härten zu sehen. Dieser problemorientierte Zugang schließt nicht aus, dass Psychotherapeuten offen sind für spirituelle und religiöse Erfahrungen.

Das Sorge-tragen um das Seelische bei den Wüstenvätern

In exemplarischer Weise haben die Wüstenväter und -mütter ein solches Sorge-tragen gelebt.[17] Diese ersten christlichen Eremiten haben eine christliche Spiritualität „mit Leib und Seele" praktiziert. Sie pflegten keine virtuellen Gedankenspiele. Dazu war schon das Leben in der Wüste zu hart. Vielmehr suchten sie ihr Leben auf ein überpersönlich Ganzes auszurichten. Erst wenn sie innerlich gefestigt waren, wagten sie auch andere zu beraten.

Amma Synkletika, einer der seltenen Wüstenmütter, wird das Wort zugesprochen: „Es ist gefahrvoll, wenn einer lehren will, der nicht durch das tätige Leben hindurch gegangen ist. Wie wenn einer, der ein baufälliges Haus hat, Gäste aufnimmt und sie durch den Einsturz des Hauses beschädigt, so richten auch diejenigen, die sich nicht selbst zuerst auferbaut haben, jene zugrunde, die sich ihnen anschließen."

Die frühchristlichen Eremiten lehrten keine Theorie, sondern suchten nach einem Weg. Ihre Grundfrage lautete nicht: „Wie kann ich etwas beweisen?", sondern: „Was wird an mir selber klar, wenn ich mich mir selber aussetze?" Deshalb hielten sich die Wüstenväter mit allgemeinen Ratschlägen zurück, wenn sie von Hilfesuchenden um Rat gefragt wurden. Sie ermutigten aber dazu, auf das eigene Innere zu hören. Ein Spruch der Wüstenväter lautet: „Wo du siehst, dass deine Seele Ruhe hat und keinen Schaden erleidet, dort lass dich nieder". Das klingt altmodisch, umschreibt aber inhaltlich ein Ziel, das sich auch die moderne Psychotherapie und Seelsorge zu eigen machen kann.

Peter Schellenbaum

geb. 1939, Dr. theol., Psychoanalytiker in eigener Praxis, Leiter des von ihm gegründeten Instituts für Psychoenergetik im Tessin/Schweiz, Lehranalytiker und Dozent in Zürich (C. G. Jung-Institut) und Mailand; Autor zahlreicher Bücher.

Ein zentrales Anliegen seiner Arbeit liegt darin, die Beschränkungen psychoanalytischer Theorien und Verfahren zu überschreiten und das Bewusstsein für die unmittelbar berührende Erfahrung mit der heilenden Tiefendimension des Lebens zu öffnen.

Wenn Leben aufbricht – Transzendenz in der Psychotherapie[18]

In stabilen, in geordneten Phasen unseres Lebens stellt sich die Frage nach dem Verhältnis von „Couch und Kirche"[19], von Psychotherapie und Religion für die meisten Menschen kaum. Viele leben in gewohnten Bahnen, in festen Mustern, Mustern des Denkens, des Fühlens, des Verhaltens. Muster, die sich leidlich bewährt haben. Es ist notwendig, dass es solche Stabilisierungsphasen gibt, Phasen, in denen wir neu Erlebtes austragen können, in den Alltag hineinwachsen. Doch ist damit auch ein Risiko verbunden. Geprägt durch Konventionen, Kultur und Religion – Religion jetzt nicht so sehr in einer Weise verstanden, wie ich Ihnen das später versuche darzulegen, sondern verstanden als normgebende Instanz, Dogmatik, Normen des Denkens, des Glaubens, der Ethik, Normen des Verhaltens – geprägt durch solche festen Muster kann etwas Wichtiges verloren gehen, nämlich die Frische unmittelbaren Erlebens. So wie wir die Kindheit, die Jugend in der Erinnerung haben – auch wenn sie vielleicht nicht immer so war. Was wir jetzt erleben, scheint uns altbekannt seit vielen, vielen Jahren. Mehr vom Gleichen. Vertraut zwar, aber auch etwas schal geworden. Wir haben gewissermaßen seelisch eine Fettschicht angesetzt, einen fetten Filter, der sich zwischen uns und die Welt schiebt. Wir nehmen durch

Gewohnheit Vieles nur noch gedämpft wahr, es fehlt an Unmittelbarkeit, an Direktheit, vielleicht haben wir auch etwas resigniert. Es fehlt der Reiz einer ersten Begegnung. Im besten Fall gibt uns das Sicherheit, im besten Fall ist es angenehm, aber es ist nicht wunderbar. Wir staunen nicht mehr darüber, wir freuen uns nur beschränkt. Kaum etwas reißt uns mehr vom Hocker, kaum etwas macht uns staunen. Das sokratische Staunen der Philosophie, das Sich-Wundern im Neuen Testament, das erleben wir nicht mehr. Zwischen uns und der Welt: feste Muster, feste Muster des Denkens, des Wahrnehmens, des Fühlens.

Wir leben noch, aber ein bisschen sind wir schon tot. Gefangen in Wiederholungszwängen. Und dann vielleicht: ein plötzlicher Einbruch. Das muss nicht immer ein schweres Leiden sein, es kann auch etwas sein, das wir sofort als sehr befreiend und erfreulich erleben. Eine bestimmte Faszination, vielleicht eine Verliebtheit, es kann aber auch eine unerwartete Krise sein, eine Trennung, eine Krankheit, ein Verlust, berufliche Schwierigkeiten. Und das ist dann die Phase, in der viele Menschen in Psychotherapie gehen. Das Altbewährte funktioniert nicht mehr. Die Energie hat sich aus den alten Mustern zurückgezogen, das ganze bisherige Leben scheint wie entwertet zu sein. Nichts mehr läuft wirklich. Wir befinden uns im sensiblen Moment einer entscheidenden Schwelle.

Damit sind zwei Erfahrungen verbunden. Die erste: Die alten Muster funktionieren nicht mehr. Wir sind gewissermaßen auf dem Nullpunkt angelangt. Die zweite: Mit dem Nullpunkt einher geht eine Alternative zur möglichen Resignation; denn, was wir jetzt erlebt haben, ist wie ein Schlag. Es ist der Schlag einer uns zuerst grausam erscheinenden Wirklichkeit. Doch dieser Schlag hat uns wach gemacht. Augen, Ohren, Herz sind auf einmal empfänglich. Ganz offen, gespannt auf das, was noch kommen mag. Unwillkürliches Einswerden mit der jetzigen Wirklichkeit, neues Lebensgefühl, neue Verbundenheit, neue Unmittelbarkeit des Erlebens. Transzendenz.

Nicht so, als hätte sich uns ein fremder, inhaltlich zu umschreibender Gott gezeigt, aber da ist eine neue intensive Verbundenheit mit sich und der Welt. Ein Anfang zur mystischen Einswerdung, nicht nur punktuell mit der Situation, in der wir uns gerade befinden, sondern davon ausstrahlend, davon sich ausweitend ein Einswerden, ein unmittelbar waches intensives Einswerden mit der ganzen Welt. Das, was die Mystik das Alleinheitsgefühl nennt, etwas, was durch alle Verschiedenheiten der Mystiken verschiedener Kulturen das Verbindende, das Gemeinsame ist.

Mystik ist ja nicht das gleiche wie Spiritualität. Spiritualität umfasst ganz viele Bereiche (...). Mystik relativiert all das, was mit kulturell bedingten Bildern und Erfahrungen zu tun hat und führt hin zu dieser Ursprungserfahrung des intensiven, das Bisherige transzendierenden Einswerdens. Im, mit und durch den Moment mit dem Ganzen. Eine auch kosmische Erfahrung.

Ich werde darüber einige Geschichten erzählen, zum größeren Teil aus meinen therapeutischen Erfahrungen. So viel aber sei schon jetzt gesagt über das Verhältnis von Religion und Psychotherapie: Bei allen offensichtlichen, allen notwendigen Unterschieden sind sie im Wesentlichen, im Kern doch das gleiche. In welchem Kern? Im mystischen Kern.

Aber was heißt das: mystischer Kern? Beide, Psychotherapie und Religion müssen, wollen sie ihrem Anspruch genügen, Heilung zu ermöglichen, Menschen in ein aktives Einverständnis mit der konkreten Wirklichkeit führen. Und das meint nicht nur einfach ja sagen. In diesem Nur-ja-Sagen ist immer noch eine gewisse Spaltung da zwischen einem, der ja sagt und etwas, zu dem wir ja sagen. Es geht vielmehr darum, im Einverständnis zu sein. Ganz und gar im Einverständnis zu sein mit dem Wirklichen, so dass gar keine Spaltung mehr da ist, gar kein Raum mehr ist zwischen uns, die ja sagen und dem, zu dem wir ja sagen. Eben dieses Einswerden, dieses Im-Einverständnis-Sein ist eine Erfahrung des Wunderbaren und deshalb ist der Titel meines neuesten Buches ja auch *Im Einverständnis mit dem Wunderbaren*.[20]

Die Wirklichkeit wird nicht dadurch zu etwas Wunderbarem, dass sich nur außergewöhnliche Dinge ereignen in unserem Leben, sondern indem wir in einer wachen, die bisherigen Muster des Wahrnehmens transzendierenden Weise eins sind, eins werden mit der Wirklichkeit. Wenn das geschieht, und dazu soll auch die Psychotherapie Raum geben, so ist dies eine Erfahrung von Transzendenz. Oft, wenn dies geschieht, ergreift uns der Schauder des Numinosen.

Die Psychotherapie, die neue, moderne Psychotherapie, hat sich zunächst vor allem der Frage zugewandt, warum sind die Dinge so, wie sie sind. Freudsche Psychoanalyse. Dann hat sie sich zunehmend vor allem im Bereich der humanistischen Psychologie der Frage zugewandt: Wie sind die Dinge, wie funktionieren sie. Es gibt noch eine ursprünglichere Frage, eine Frage, die zwar die anderen beiden Fragen keineswegs überflüssig macht – die bleiben nach wie vor notwendig, und wir müssen uns ihnen zuwenden – doch gibt es noch eine fundamentalere Frage, die Frage nach dem ob überhaupt. Ob wir überhaupt in dem, was ist, lebendig sind. Ob wir leben.

Das ist scheinbar sehr banal. Natürlich wissen Sie genau so gut wie ich, dass wir leben und doch ist es etwas ganz anderes, in einer unmittelbar direkten, berührten, ergriffenen Weise lebendig zu sein. Um dieses deutlich zu machen, möchte ich Ihnen kurz etwas erzählen, was Sie vielleicht schon kennen, nämlich was *Dostojewski,* der große russische Schriftsteller erlebt hat, nachdem er zum Tode verurteilt und kurz bevor er schließlich an den Ort geführt wurde, wo er hätte erschossen werden sollen. In verschiedenen Büchern beschreibt *Dostojewski* dies als die intensivsten Momente, die intensivsten Stunden seines Lebens. Dass er da mit einer großen Helligkeit, mit einer großen Klarheit Begegnungen, die wichtig waren in seinem Leben, nochmals erlebte, dass er für sich Dinge klärte, die er bisher in der Schwebe gelassen hatte. Und er sagt: „In diesen Stunden habe ich Gott gefunden, da ist der Anfang meiner Religiosität."

So ist auch die starke religiöse, mystische Prägung von

Dostojewskis Werken zu erklären. Als er dann schließlich mit einer Binde über den Augen an dem Ort angelangt war, wo er hätte hingerichtet werden sollen, teilte man ihm mit, dass die Todesstrafe umgewandelt sei in eine langjährige Strafe in einem sibirischen Arbeitslager. Und etwas in ihm war wie ein bisschen enttäuscht, denn diese Intensität, dieses Lebendigsein, die er da erlebt hatte, so wusste er, „kann ich nicht halten."

Vor einigen Jahren kam eine Frau zu mir in die Psychotherapie, die das Wesentliche ihrer eigenen seelischen Wandlung eigentlich schon erlebt hatte, sie wollte es einfach noch psychotherapeutisch verarbeiten. Eine Frau so um die 40, eine Kunsthändlerin, die auch mit Fälschungen gehandelt hatte und deswegen ins Gefängnis gekommen war. Ihre ganze Existenz schien damals zusammenzubrechen. Sie können sich das vorstellen, ein gut situierter Mensch mit einem großen Bekanntenkreis, mit Familie und so weiter. Plötzlich im Gefängnis war sie völlig abgeschnitten von allem. Sie hatte den Eindruck, es ist alles vorbei, meine Existenz ist zerstört. In ihr war nur ein Wort, das sich immer wieder wie automatisch wiederholte, das Wort „überleben". Überleben, ein unwahrscheinlich spannungsreiches Wort. Sie hatte das Gefühl, jetzt geht es eigentlich nur noch darum, diese Krise zu überleben, nicht zu leben, sondern zu überleben. Und sie wiederholte dieses Wort in sich wie automatisch. Und jedes Mal, wenn die Spannung zu groß wurde, dann kam dieses Wort wie ein Betablocker, der die Herzfrequenz von einem gewissen gefährlichen Level an dämpft. So setzte sie dieses Wort ein. Was sie dann aber erlebte in dieser ersten Nacht in der Untersuchungshaft, schilderte sie etwa folgendermaßen: „Auf einmal war etwas völlig anderes, ich war wie entspannt und an Stelle des Wortes ‚überleben' trat ein anderes Wort, wie ein großes staunendes ‚ich lebe, ich lebe'." Dieses „ich lebe", das etwas ganz anderes ist als die distanzierte Aussage „ich bin lebendig".

„Ich lebe", diese Erfahrung war begleitet von einer großen inneren Helligkeit. Sie sagte: „In mir war etwas wie ein großes

Licht." Auch das wird oft im Zusammenhang mit mystischen Erfahrungen erwähnt. Helligkeit, Licht, Klarheit, Unmittelbarkeit, Direktheit. Diese Geschichte, die ich gleich weitererzählen werde, erinnerte mich an eine Aussage des großen deutschen Mystikers *Eckhart* aus dem 13. Jahrhundert. Ich zitiere nicht ganz wörtlich: „Würde jemand das Leben fragen, warum lebst du, so würde es, wenn es sprechen könnte, antworten, ich lebe darum, weil ich lebe. Ich lebe, weil ich lebe." Und *Eckhart* fährt fort, „dabei ist kein Warumwille". Es ist nicht die Frage nach dem weshalb, und die Frage nach dem wohin oder was wird das bringen, und weshalb ist das so, sondern „ich lebe".

Was sich dann bei dieser Kunsthändlerin abspielte, das passt genau zu dieser Art von mystischer Erfahrung: Sie hatte ganz deutliche Erinnerungen, sie sah ihr Leben glasklar, ganz klar, ganz präzise bis in alle Einzelheiten. Früher habe sie, so erzählte sie mir, eigentlich kaum Erinnerungen gehabt, jetzt reicht ihre Erinnerung bis in das dritte Lebensjahr zurück. Zum Beispiel sieht sie sich auf dem Schoß ihrer Mutter sitzen, als Mädchen, als Kind mit drei Jahren, und sie spürt die Hand ihrer Mutter wie eine Roboterhand, die ihr wie automatisch über das Gesicht streicht. Sie hört die Stimme ihrer Mutter, die ihr sagt: „Ich hab dich lieb" und sie weiß, wie sie in diesem Moment spürt, das ist erlogen, das ist gar nicht wahr. Sie sieht sich selber in dieser Erinnerung, wie sie sich an die Mutter kuschelt und ihr sagt: „Mami, ich hab dich auch lieb." Und sie weiß in diesem Moment, auch das ist erlogen, es ist eine Lüge. Es war wie eine Ursprungserinnerung an vieles, was so gelogen war, was nicht ehrlich war in ihrem späteren Leben. All die Erinnerungen, die jetzt so klar wie Miniaturbilder auftauchten, drehten sich eigentlich um Wahrhaftigkeit und Ehrlichkeit.

Unmittelbarkeit, Wahrhaftigkeit sind die Voraussetzungen dafür, dass unser Leben die ihm gemäße Richtung nimmt. Wenn wir uns in der psychotherapeutischen Arbeit also damit abquälen, die Ursachen zu erforschen oder wenn wir uns darauf beschränken zu beschreiben, wie etwas gerade ist, so reicht dies eben nicht, denn es ist losgelöst von dem, was ich Ihnen zu vermitteln versuche. Es muss Wege geben, und es gibt solche Wege, dass Menschen viel stärker unmittelbar eins werden mit dem, was ihr Leben jetzt ist.

Die Geschichte dieser Kunsthändlerin erinnert mich an das Zeugenbewusstsein, so wie es in der Zenmeditation geschildert ist. Diese klare Wahrnehmung, diese klare, durch keine früheren Erlebnismuster getrübte Wahrnehmung lässt uns zu unparteiischen Zeugen unserer Selbst werden, aber ohne den distanzierten, defensiven Abstand zur Wirklichkeit. Wir stehen dabei nicht neben unseren Schuhen und schauen uns zu, wie das in manchen Träumen geschieht, wo wir den Eindruck haben, wir träumen einen Film und haben damit gar nichts zu tun, sondern wir sind gleichzeitig voll und ganz drin. Die aufmerksame Wachheit löst das Paradoxon zwischen Zeuge sein und drin sein völlig auf. Es sind eigentlich zwei Seiten des Gleichen.

Es ist dies übrigens auch die Haltung, die der Therapeut den Menschen gegenüber einnehmen sollte, die sich ihm anvertrauen. Die Haltung eines Zeugen, der sich in Resonanz befindet mit den Klienten. Unter Resonanz verstehe ich ein körperlich spür- und beschreibbares und auch emotional spür- und beschreibbares Mitschwingen mit dem, was sich im Klienten abspielt. Und zwar gerade in solchen Bereichen, die der Klient bisher eher von sich geschoben hat, von denen er sich distanziert hat, die er nicht für richtig gehalten hat. Deshalb gehört zu diesem Zeugenbewusstsein des Therapeuten, zu dieser Resonanz des Therapeuten das Nichtwerten. Wenn es wirklich um dieses „ich lebe" geht, dann werten wir nicht, dann ist das Leben des Lebens höchster Wert und wir verneigen uns vor der Tatsache, dass da etwas lebendig ist. Wenn dies wirklich der Fall ist, dann erst ist die Basis gegeben, dass etwas Neues in Bewegung kommt.

Auch die ganze Psychologie des Unbewussten ist in dieser Hinsicht zu sehen. Das Unbewusste äußert sich ja immer auf irgendeine Weise. Zum Beispiel spricht *C. G. Jung* von so genannten Schattenfiguren, die in Träumen auftauchen. In meiner Arbeit geht es zudem um das, was ich Energiesignale nenne, also auch Signale des Körpers, eine bestimmte Gebärde, eine Veränderung des Atemmusters, ein Wort, das mit starker Betonung ausgesprochen wird. Das sind Signale aus dem Unbewussten und es ist wichtig, diese mit einzubeziehen, sich auf die Spur dieser Signale zu begeben, damit das bisher nicht Gelebte in die Erfahrung des „ich lebe" einbezogen wird.

Worum es eigentlich geht, ist die Notwendigkeit, dass wir uns ergreifen lassen, um die wertfreie Tatsache einer ganzheitlichen Ergriffenheit, einer fraglosen Einheit. Und es spielt zunächst gar keine Rolle wovon wir uns ergreifen lassen. Ergriffenheit von dem, was jetzt auftaucht, in diesem Moment, und was am stärksten lebendig ist. Es ist dies der Moment eines „Kairos", eines bedeutsamen Augenblicks und in diesem Moment gilt es nicht, in defensive Distanznahme zu gehen, sondern sich ganz ergreifen zu lassen.

Ich sehe, dass die wichtigsten Klippen in meiner therapeutischen Arbeit gerade diese sind, dass Menschen sich von dem, was ist, ergreifen lassen, dass sie merken, es ist richtig so, nicht weil es in irgendeiner Hinsicht objektiv gesehen gut oder richtig wäre, sondern weil es einfach ist. Es ist. Und weil es ist, ist es richtig. Das heißt nicht, dass es unbedingt so bleiben wird. Aber wenn wir sagen, etwas ist nicht richtig, es dürfte nicht sein, dann bleibt es so. Das ist dann der Ursprung von Fixierung.

Alles kann zum Träger einer Offenbarung werden in dieser Ergriffenheit. Es kann etwas Schönes sein wie die Augen eines Tieres oder die Augen eines Kindes oder eines Menschen, der uns plötzlich nahe kommt. Es kann eine bestimmte Geste sein, eine harmonische Geste. Es kann auch Musik sein, es kann aber auch etwas sein, das wir eigentlich als eher hässlich und unangenehm empfinden würden, eine plötzlich entblößte Narbe, eine kreischende Säge, eine öde Industrielandschaft. Es kann etwas Wohltuendes sein wie ein nächtlicher Traum, der Klarheit schafft. Aber auch etwas Bedrohliches wie der Verlust von Gesundheit, wie die Mitteilung von Verlust von Gesundheit, von Geld, Verlust einer Beziehung. Es können auch ganz kleine unscheinbare Dinge sein wie ein Blatt, das langsam zu Boden fällt.

Es kann auch etwas Totes sein: In der Zeit, als ich mein neuestes Buch schrieb, bin ich zufälligerweise aus kunstgeschichtlichem Interesse in eine Renaissancekapelle in Rapallo eingetreten, und plötzlich sehe ich vor mir, zwei Meter hinter der Türe, die ich aufgeschlossen hatte, die Leichname von drei Männern. Natürlich wusste ich genauso wie Sie, es gibt den Tod, eines Tages werden wir sterben, aber als ich dies sah, da durchschlug diese plötzliche Erfahrung die sonstigen defensiven Filter, die wir natürlich auch brauchen, und ein Grausen erfasste mich: Es gibt den Tod, der Tod ist da.

Sie merken den kleinen Unterschied zwischen einer Beobachtung und einer solchen unmittelbaren Wahrnehmung, die das Bisherige transzendiert und uns in die Nähe des Numinosen rückt. Eine Wahrnehmung, in der wir vielleicht zu uns kommen, in der vielleicht auch das Wort Gottes über unsere Lippen kommt. Die Plötzlichkeit ist ja auch im Neuen Testament immer verbunden mit der Erfahrung des Sich-Wunderns. Der plötzliche Einbruch, der die Muster, von denen ich erzählt habe, durchschlägt.

Natürlich leben wir und müssen, weil wir soziale Wesen sind, in festen Ordnungen leben, in einigermaßen festen Strukturen, in bestimmten Konventionen, in bestimmten Regeln und Ordnungen. Das gehört dazu, muss gehören zu unserem sozialen Dasein. Auf der anderen Seite gibt es aber eben auch das andere: Mystik, diese Unmittelbarkeit des Erlebens im Mystischen. Es ist wichtig, dass beide in unserem Leben Raum gewinnen und dass wir auch als Therapeuten beidem Raum geben.

Eigentlich geht es um die Reibung, um die ständige Reibung zwischen den Mustern und der Mystik und eine gegenseitige Befruchtung durch diese Reibung. Ich erinnere mich, als ich vor kurzer Zeit einmal von dieser Reibung zwischen den Mustern und der Mystik sprach, ist nach dem Vortrag ein junger Mann zu mir gekommen und sagte mir: „Wissen Sie, ich bin mit allem einverstanden, was Sie erzählt haben, aber damit nicht. Damit nicht. Es gibt nur dieses Mystische." Und dieser Mann erzählte dann weiter und ich merkte, dass er starke Halluzinationen hatte, dass er also psychotisch war.

Wir brauchen also beides, es braucht diesen Realitätsbezug, diese Verankerung im Alltäglichen, auch in Mustern, die keineswegs immer genau dem entsprechen, was wir gerade sind und was wir jetzt gerade leben, und zugleich diese Fähigkeit zur unmittelbaren, direkten Erfahrung.

Hans Jellouschek

geb. 1939, Dr. theol., Lehrtherapeut für Transaktionsanalyse und Psychotherapeut in eigener Praxis in Ammerbuch bei Tübingen; Autor vieler Publikationen.

Der Schwerpunkt seiner Arbeit liegt in der Paartherapie und in der Fortbildung von Paartherapeuten/-innen. Viele Jahre leitete er die Familienberatungs- und Behandlungsstelle im Psychotherapeutischen Zentrum in Stuttgart. Er beschäftigt sich u. a. auch mit der Frage der spirituellen Dimension in der Paarbeziehung.

Spiritualität als therapeutische Kraft in der Paarbeziehung

Überbewertung der Partnerliebe?

Eine Untersuchung aus dem Jahr 1990 kommt zu dem Ergebnis: „Die jungen Frauen und Männer erklären beide die Partnerschaft zur höchsten Lebensorientierung"[21], und in der Auswertung der Umfrage eines renommierten Hamburger Instituts aus dem Jahr 2002 wird festgestellt, „dass der Wunsch nach dauerhaften, ja lebenslangen Beziehungen nach wie vor sehr stark ist. Von den 30-Jährigen, die gegenwärtig in einer festen Beziehung leben, wünschen sich 83% ausdrücklich, mit ihrem Partner bzw. ihrer Partnerin, ein Leben lang zusammenzubleiben".[22] Diese Aussagen mögen für viele überraschend sein, da sie angesichts der hohen und kontinuierlich steigenden Scheidungszahlen den Eindruck haben, Paarbeziehung, Ehe und Verbindlichkeit würden heutzutage von immer mehr Menschen nicht mehr sehr ernst genommen. Doch das Gegenteil scheint der Fall zu sein: „Es erscheint paradox, aber es ist so: Die Instabilität heutiger Beziehungen ist nicht, wie manche Moralisten oder auch Psychotherapeuten klagen, eine Folge von Bindungslosigkeit oder Bindungsunfähigkeit; sie ist vielmehr die

Konsequenz des hohen Stellenwertes, der Beziehungen für das persönliche Glück beigemessen wird, und der hohen Ansprüche an ihre Qualität".[23]

Die hohen Ansprüche an die Qualität der Liebesbeziehung von Mann und Frau: damit haben wir Paartherapeuten fast jeden Tag zu tun. Und meist kulminieren diese Ansprüche im Bereich der Erotik und Sexualität. Die hier anfangs erlebte Intensität wird den Partnern oft zur Glücksverheißung für das ganze weitere Leben zu zweit und zur unausgesprochenen, oft auch nicht voll bewussten Hoffnung, dass diese Intensität immer so bleiben würde. Häufig liegt hier auch eine Ursache, dass Paare auf Kinder verzichten: Nicht nur, weil sie die damit gegebene finanzielle Belastung vermeiden wollen, sondern auch deshalb, weil man durch sie eine Störung der innigen Zweisamkeit befürchtet. Allerdings stellt sich heraus, dass auch bei kinderlosen Paaren der Alltag bald seinen Tribut fordert. Alltagsbedingte Unachtsamkeiten, Reibereien aufgrund unterschiedlicher Arten, mit den täglichen Aufgaben umzugehen, unvorhersehbare kritische Lebensereignisse, welche die Bewältigungsstrategien der Partner überfordern, lassen die Innigkeit und Leidenschaft des Anfangs schwinden. Das Ideal der innigen, erotisch leidenschaftlichen und rundum erfüllenden Partnerbeziehung wird aber dennoch aufrecht erhalten. Das gefährdet immer häufiger den Bestand der Beziehung und ist für viele Grund, nach einer Therapie zu suchen.

Wie lässt sich diese leidvolle Diskrepanz zwischen Ideal und Wirklichkeit genauer verstehen? Was ist hier die Aufgabe des Therapeuten? Und was kann auch ein spirituelles Verständnis der Partnerliebe bzw. ein spiritueller Weg des Paares dazu betragen, dass beide wieder näher zusammenkommen? Das sind die Leitfragen, die uns im Folgenden beschäftigen werden.

Die religiöse Sehnsucht in der Liebesbeziehung

Die Idealisierung der Partnerliebe scheint in eine religiöse Dimension hineinzureichen. „Gott nicht, Priester nicht, Klasse nicht, Nachbar nicht, dann wenigstens Du": Mit dieser scharf pointierten Formulierung charakterisiert der Soziologe Ulrich Beck[24] die Dynamik, die hier am Werke ist. Er fasst damit seine Ausführungen über die „Freisetzung des Individuums aus vorgegebenen kollektiven Normen" zusammen, die sich in den letzten Jahrzehnten in unserem Kulturkreis vollzogen hat. Die kollektiven religiösen Vorstellungen und Rituale haben ihre bindende und sinnstiftende Kraft verloren, ihre Repräsentanten, die Priester, die gesellschaftlichen und familiären „Oberhäupter" sind des religiösen Glanzes früherer Jahrhunderte beraubt, der Mensch fällt aus immer mehr gesellschaftlichen Bindungen heraus, seine Sehnsucht nach letztem Sinn, nach Geborgenheit einerseits und Entgrenzung andererseits findet keinen vorgegebenen Rahmen mehr. So richtet sie sich auf das Du des geliebten Partners, mit dem – vor allem im sexuellen Vollzug – gleichzeitig Geborgenheit und Entgrenzung, tiefste Bejahung und Sinnerfüllung gesucht und erlebt wird.[25] Die Erwartung an die Beziehung wird so quasi-religiös überfrachtet und der Partner damit heillos überfordert. Was kann hier heilend sein?

Zunächst ist von einem spirituellen Standpunkt aus zu sagen: Die Liebesbeziehung, das Liebeserlebnis, die erotisch sexuelle Ekstase kann tatsächlich als eine religiöse Erfahrung gesehen werden. Unnachahmlich prägnant hat dies Rilke in seinem *Liebeslied*[26] formuliert:

Doch alles, was uns anrührt, dich und mich,
nimmt uns zusammen wie ein Bogenstrich,
der aus zwei Saiten eine Stimme zieht.
Auf welches Instrument sind wir gespannt?
Und welcher Spieler hat uns in der Hand?
O süßes Lied!

In der liebenden Hingabe aneinander, am stärksten wieder in der erotisch-sexuellen, erfahren Menschen körperlich *und* seelisch, also ganzheitlich, wie die engen Grenzen unseres Ichs aufbrechen und die Vereinigung mit einem „Du" jenseits dieser Ich-Grenzen möglich wird.[27] Dies nennt der Philosoph Walter Schubart in seinem immer noch höchst lesenswerten Werk „Religion und Eros"[28] „eine kosmische Versöhnung im Kleinen", also jene Versöhnung, die in allen Erlösungsreligionen gesucht und ersehnt wird.

Diese religiöse Dimension des Liebeserlebnisses wird allerdings in den real existierenden Religionsgemeinschaften kaum ausdrücklich gemacht. Lediglich im tantrischen Buddhismus gibt es die Darstellungen, auf denen ein männlicher und weiblicher Bodhisattva[29] in inniger sexueller Umarmung spiritueller Erleuchtungserfahrung teilhaftig werden.[30]

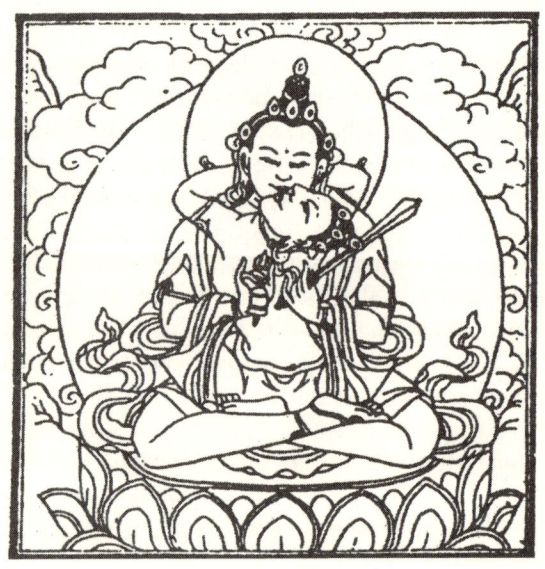

Hans Jellouschek: Wie Partnerschaft gelingt.
Spielregeln der Liebe, Freiburg 2005 (14. Aufl.), S. 214.

Hier wird die sexuelle Ekstase als spirituelles Erleuchtungs-Erlebnis dargestellt. Was hier im Bild erscheint, ist im Tantrismus auch in die spirituelle Praxis eingegangen und stellt hier eine der Formen des spirituellen Übungsweges dar. Die jüdisch-christliche Tradition ist in diesem Punkt hingegen viel zurückhaltender. Immerhin tauchen im Alten Testament im Zusammenhang mit dem Gottesbezug erotische Motive auf: in den Aussagen vom „eifersüchtigen Gott", der mit den Götzen um Israel konkurriert oder von Gott, der als Liebhaber um Israel wirbt, um es als seine Braut zu gewinnen. Am deutlichsten in erotisch-sexuellem Kontext erscheint dieses Motiv im letzten Buch der Bibel, in der Geheimen Offenbarung des Johannes: „Ich sah die heilige Stadt, das neue Jerusalem, von Gott her aus dem Himmel herabkommen; sie war bereit wie eine Braut, die sich für ihren Mann geschmückt hat" (Apok 21,2). Die bevorstehende Hochzeitsnacht wird hier zum Bild für die endgültige „kosmischen Versöhnung" von Gott und Mensch.

In die – jedenfalls „offizielle" – christlich-religiöse Praxis sind solche Vorstellungen in unserer Tradition jedoch nicht eingegangen. Kirche und kirchliches Handeln wurde und wird in Hinsicht auf Partnerliebe und vor allem im Hinblick auf Erotik und Sexualität von den Menschen, wenn überhaupt, vor allem als regulierend, verbietend, einengend und warnend wahrgenommen, und diejenigen, die dem „Heiligtum" besonders nahe sind, die Priester in der katholischen Kirche, müssen noch immer auf Sexualität verzichten. Deshalb nehmen die Menschen heute Kirche und Religion in Liebesdingen immer weniger ernst, denn der geschilderte hohe Stellenwert, der heutzutage Sexualität und Erotik beigemessen wird, verträgt sich damit nicht, sondern steht in krassem Gegensatz dazu.

In der theologischen Überlieferung des Christentums wird die Sexualität seit jeher näher bei der Sünde als bei der Erlösung gesehen. Das hat vor allem mit der auf Augustinus zurückgehenden Lehre zu tun, nach der die Erbsünde durch den sexuellen Akt der Eltern jeweils in die nächste Generation weitergegeben wird. Dadurch haben auch da, wo alles mit rechten Dingen zugeht, Sexualität und Sünde ganz eng miteinander zu tun. Dass Augustinus zu dieser Auffassung kam, hat zweifellos mit seiner geistigen Herkunft aus dem Manichäismus und dessen leib- und sexualfeindlichen Weltsicht zu tun und ist auch aus seinen speziellen persönlichen Problemen mit der Sexualität zu verstehen. Dadurch hat er aber die christliche Tradition in allen Konfessionen wesentlich beeinflusst, und dadurch haben sich antisexuelle und antierotische Ressentiments eingeschlichen, unter denen viele Generationen der Vergangenheit gelitten haben und die auch heute noch wirksam sind. Die Menschen heute befreien sich immer mehr davon. Sie distanzieren sich aber nicht zuletzt dadurch auch insgesamt von ihrer religiösen Herkunft. Das ermöglicht einen unbefangeneren Umgang mit Liebesdingen, führt aber auch dazu, diese ihrerseits mit quasi-religiösen Erwartungen zu überfrachten: „Gott nicht, Priester nicht, ... dann wenigstens Du!"

Die spirituelle Dimension der erotischen Erfahrung

Ein erster Aspekt heilenden Einflusses von Spiritualität auf die Paarbeziehung könnte die Einsicht und die daraus ermöglichte Einübung und Erfahrung sein, dass Erotik, körperliche Liebe, sexueller Akt einerseits und Religion, Glaube, religiöser Vollzug andererseits keine getrennten Welten sein müssen. Im Gegenteil: Die körperlich-geistig-seelische erotische Begegnung kann *eine* Form spiritueller Erfahrung sein. Wenn uns das sexuelle Begehren zueinander ‚treibt', begeben wir uns auf den Weg aus der Selbstgenügsamkeit heraus auf den anderen zu. Wir öffnen uns nicht nur mit Geist und Seele, sondern mit allen unseren Sinnen auf das Du hin. Wir begeben uns so in die Bewegung der Hingabe hinein, und um Hingabe unseres kleinen Ichs an das größere Du geht es ja auch in Glaube und Frömmigkeit. Wenn zwei Liebende, von Leidenschaft erfasst, ihre Selbstkontrolle durch Wille und Verstand fahren lassen und sich im Rausch der Sinne vereinigen, dann erleben sie zuweilen, dass sie in dieser Ekstase über sich selbst hinausgetragen und Teil eines größeren Ganzen werden. Ganz so werden uns auch von den großen Mystikern der Religionen die Vereinigungserfahrungen mit Gott beschrieben.[31]

Menschen, denen bei ihrer Suche nach Glück und Erfüllung erotisch-sexuelle Erfahrungen zuteil geworden sind und die davon fasziniert sind, stehen also nicht im Gegensatz zu Spiritualität und Religion. Sie brauchen sich nicht davon zu distanzieren oder sich im Sinn eines „Entweder – Oder" entscheiden. Sie sind auf einem Weg, der unmittelbar mit Religion und religiöser Erfahrung zu tun hat.

Dies wird auch noch in anderer Hinsicht deutlich: Die Vereinigung von Mann und Frau im sexuellen Akt kann auch gesehen werden als Vereinigung des männlichen und weiblichen Prinzips, die Vereinigung der Polaritäten von Ying und Yang zu einer größeren Ganzheit. Damit scheint darin etwas auf von der umfassenderen Ganzheit, von der Vereinigung und Überwindung der Gegensätze, der „Coincidentia oppositorum", in der Nikolaus von Cues einen Wesenszug des Göttlichen sieht. Mann und Frau repräsentieren in der sexuellen Vereinung somit sehr konkret diesen Wesenszug.

Noch eine weitere Eigenart sexueller Erfahrung verweist auf Glaubenserfahrung und Spiritualität: Wenn Frau und Mann sich sexuell vereinigen, bewegt sie das zuweilen auch deshalb so tief, weil sie sich darin in ihrem Innersten und Eigensten gemeint und angenommen fühlen: in ihrem Geschlecht. Der Mann fühlt sich durch die Leidenschaft der Frau zutiefst in seiner Männlichkeit wahrgenommen und bestätigt, die Frau fühlt sich durch die Leidenschaft des Mannes zutiefst in ihrer Weiblichkeit wahrgenommen und bestätigt. Gerade das ist das eigentlich Beglückende einer ganzheitlichen sexuellen Begegnung. Hier sind wir aber wieder bei einer auch spirituell zu interpretierenden Erfahrung: Ganz gleich, zu was du es sonst gebracht oder nicht gebracht haben magst, ganz gleich, welche Titel oder Reichtümer du vorzuweisen oder nicht vorzuweisen hast, in dem, was du zuinnerst bist, bist du geliebt und angenommen! So wird in unserer Tradition immer wieder die Erfahrung der „göttlichen Gnade" beschrieben, und diese Erfahrung vermitteln sich Frau und Mann ganz sinnenhaft konkret im sexuellen Akt.

Auf solche Zusammenhänge aufmerksam gemacht zu werden, durch den spirituellen Lehrer oder durch den Therapeuten, soweit er dies nachvollziehen kann und beim Paar dafür ein offenes Ohr findet, kann eine wahrhaft „erlösende" Wirkung haben. Denn hier werden bei vielen zwei voneinander abgespaltene Lebensbereiche miteinander in Verbindung gebracht und somit eine wichtige seelische Integrationsarbeit geleistet. Für mich persönlich war in dieser Hinsicht das bereits erwähnte Buch „Religion und Eros" des Philosophen Walter Schubart von großer Bedeutung. Vor vielen Jahren geschrieben (die Veröffentlichung erfolgte aus dem Nachlass), erscheint es mir auch heute noch von höchster Aktualität. Auch wenn man Schubarts Darstellung der östlichen Religionen in diesem Buch aus heutiger Sicht nicht mehr in allem zustimmen kann, seine Erotik-freundliche Interpretation der christlichen Botschaft ist überzeugend und kann auch heute noch einen heilsam integrierenden Einfluss auf die eigene Einstellung zu Glaube und Erotik ausüben.

Erotik und Sexualität als Vision und Voraus-Erfahrung

Aber unterstützen solche Sichtweisen nicht gerade die vorher beklagte „religiöse Überhöhung" von Partnerliebe, Erotik und Sexualität? Auf den ersten Blick mag es so scheinen, aber das Gegenteil ist der Fall – und damit komme ich zur zweiten Hauptaussage meiner Ausführungen. Gerade wenn die erotische Erfahrung aus ihrer Abspaltung vom Religiösen befreit und in eine spirituelle Perspektive mit hineingenommen wird, wird sie damit auf einen realistischen Boden gestellt und in gewisser Weise auch relativiert. Denn auch viele andere menschliche Vollzüge werden in spiritueller Sicht transparent auf das umgreifend Göttliche hin, so auch der sexuelle. Das heißt aber nicht, dass das Göttliche darin schon „Besitz" würde. Die „Unio mystica", die „Coincidentia oppositorum", das „unbedingte Ja" – das alles kann darin aufleuchten, aber es kann darin noch nicht als Dauerzustand festgehalten werden. Wie alle religiöse Erfahrung gehen auch diese Erfahrungen wieder vorüber. Aber dass sie da waren, das gibt uns einen Vorgeschmack dessen, wofür wir bestimmt sind. Wir können uns darin nicht niederlassen, aber wir können uns durch sie auf den Weg schicken lassen. Die endgültige Versöhnung leuchtet auf, ist aber noch nicht erreicht.

Damit geschieht etwas Wesentliches: Die Überhöhung der Erfahrung – und damit die Überforderung hören auf. Die Liebesbeziehung und der Partner werden somit entlastet. Was wir erleben, ist schön und wichtig, vielleicht sogar „umwerfend", auch in spiritueller Hinsicht. Aber es ist eine Station auf dem Weg, ein Aufleuchten, ein Vor-Schein, noch nicht die Wirklichkeit selbst. Dadurch werden wir, wie der Philosoph Rüdiger Safransky in einem Rundfunkvortrag unlängst so schön formulierte, „davon entlastet, füreinander alles sein zu müssen. Wir können damit aufhören, unseren Mangel an Sein aufeinander abzuwälzen und uns wechselseitig dafür haftbar zu machen, wenn wir uns fremd in der Welt fühlen."

Die heutige Wiederentdeckung der Spiritualität kann oder könnte also eine sehr heilende Wirkung auf Paarbeziehungen haben. Sie spricht die unausrottbare Sehnsucht der Menschen nach der Transzendenz an. In dieser Perspektive sieht sie auch die Sehnsucht nach dem menschlichen Du, nach der Ergänzung des Weiblichen durch das Männliche und des Männlichen durch das Weibliche, die erotische Sehnsucht nach der Vereinigung und Entgrenzung in der Ekstase der sexuellen Begegnung.

Gleichzeitig aber relativiert sie durch diese Perspektive auch die quasi-religiöse Überlastung von Paarbeziehung, Sexualität und Erotik: Du bist nicht mein „Ein und Alles", und du musst es auch nicht sein und brauchst es auch nicht zu sein. Vielmehr: Beide sind wir auf dem Weg dahin und erfahren – manchmal – einen Vorschein dessen, wohin wir unterwegs sind. Damit hilft eine spirituelle Sichtweise der erotischen Liebe zu einer realistischen Einstellung und könnte damit die „bloß therapeutischen" Bemühungen des Therapeuten um ein realistisches Liebesverständnis sehr unterstützen. Sie „entmythologisiert" die irdische Liebe, obwohl oder gerade weil sie ihre spirituelle Bedeutung bewusst macht.

Miteinander ausgerichtet auf ein Drittes

Bei dem Schriftsteller Antoine de Saint-Exupéry habe ich den Ausspruch gelesen: Liebe besteht nicht darin, dass wir einander in die Augen sehen, sondern dass wir gemeinsam in die selbe Richtung schauen. Dieser Satz macht mir noch eine dritte heilsame Wirkung eines gemeinsamen spirituellen Weges bewusst. Paare in der Verliebtheitsphase „schauen einander in die Augen", sie sind sich genug. Diese innige Verbindung geht durch die Ablenkungen und Inanspruchnahmen des Alltags häufig verloren. Durch Arbeit, Verpflichtungen, Kinder, Beruf wird das Band, das die beiden verbindet, dünner, gegenseitige Entfremdung stellt sich ein und nimmt immer mehr zu. Oft bemerken Paare das nicht, es bleibt ihnen verborgen, bis die Kinder aus dem Haus sind und die meisten der größeren Lebensaufgaben geschafft sind. Da tut sich plötzlich der Graben zwischen ihnen auf. Ihren zweiten Gipfel nach dem Übergang vom Paar zur Familie erreichen die Scheidungszahlen hier bei diesem nächsten Übergang, beim Übergang von der Familien- in die Nachfamilienphase. Hier entdecken viele Partner, dass sie in all den Jahren einander fremd geworden sind und eigentlich nichts mehr da ist, was sie verbindet.

Das zentrale Thema vieler Therapien in dieser Phase lautet: Lässt sich Verbindendes finden – wieder finden oder neu „erfinden"?[32] Wenn es Partner versäumt haben, schon in der Familienphase über die Kinder und das tägliche Familienmanagement hinaus Gemeinsames weiter zu pflegen oder neu zu entwickeln, gemeinsame Interessen, gemeinsame Engagements, die ihr Zusammenleben zusätzlich mit Sinn erfüllen, kann das ein recht schwieriges Unterfangen sein. Oft machen Therapeuten außerdem die Erfahrung, dass das gemeinsame Dritte quasi „zu niedrig" angesetzt wird. Bloß passiver Konsum zum Beispiel erfüllt das Leben nicht ausreichend mit Sinn, hektische Überaktivität auch nicht. Dadurch wird nicht verhindert, dass Paare stumm nebeneinander her zu leben beginnen und sich immer mehr voneinander entfernen. Der Psychotherapeut Viktor Frankl hat uns bewusst gemacht, dass wir unser Leben dann als wertvoll erfahren, wenn wir es Wertvollem widmen. Dann erfahren wir Sinn in unserem Leben und Zusammenleben.

Es geht also um ein Engagement für ein *wertvolles* gemeinsames Drittes. Wenn dieses gelingt, kann das für eine Paarbeziehung eine immer wieder neu sprudelnde Quelle von Lebendigkeit und Verbindung zueinander sein und werden. Die auf Dauer angelegte Liebesbeziehung *braucht* für ihre Lebendigkeit immer wieder die Anregung durch solch „Drittes". Paare auf die Suche danach zu schicken, ist darum eine immer wiederkehrende Aufgabe in der Therapie. Dieses wertvolle gemeinsame Dritte kann natürlich auch und vor allem ein gemeinsamer spiritueller Weg sein. Dieses „Dritte" wirkt wie kaum etwas anderes der Tendenz entgegen, in der Betriebsamkeit und täglichen Ablenkung unterzugehen, und kann so zu einer bisher nicht erfahrenen Bereicherung und Vertiefung der Beziehung beitragen, auch deshalb, weil es eine oft vernachlässigte Dimension im Leben des Paares wieder oder erstmals lebendig macht.

Der gemeinsame spirituelle Weg weckt häufig bei den Partnern das Bedürfnis, zu bestimmten Gelegenheiten auch wieder gemeinsame Rituale zu vollziehen, entweder neue zu entwickeln oder alte wieder zu beleben, zu denen kein lebendiges Verhältnis mehr besteht und die deshalb nur noch äußerlich oder gar nicht mehr vollzogen werden. Die heilsame Wirkung von Paar- und Familienritualen (nicht nur religiöser Art) wird meines Erachtens ganz allgemein unterschätzt.[33] Sie liegt darin, dass solche Rituale einen immer wieder zur Verfügung stehenden Raum für Lebendigkeit, Festlichkeit und tiefere Begegnung im Leben des Paares entstehen lassen, was in unserer Zeit der Ent-Ritualisierung des individuellen Lebens von nicht geringer Bedeutung ist.

Die Ausrichtung auf eine spirituelle Dimension als gemeinsames Drittes bewirkt zudem eine gemeinsame Perspektive über die täglichen kurzfristigen Ziele und Anliegen hinaus, eine gemeinsame Perspektive, die das Leben als ganzes umfasst. Das kann eine tiefere Verbindung zwischen den beiden schaffen, als es bisher – bei aller Intensität auch in der Phase der Verliebtheit – möglich war. Eine besondere Bedeutung bekommt dies gerade auch angesichts der Erfahrungen von Begrenztheit, Endlichkeit und Verfall. Wenn Paare miteinander einen spirituellen Weg gehen, brauchen sie diese Themen nicht zu tabuisieren und sich dadurch gerade in ihren bedrängendsten Erfahrungen nicht allein zu lassen. Ob mit oder ohne Anleitung eines spirituellen Lehrers oder eines Therapeuten, der sich auch auf diesem Gebiet ein wenig auskennt: Der spirituelle Weg ermöglicht das vertrauensvolle Sich-Einlassen auch auf diese letzten Erfahrungen unseres Lebens im Vertrauen auf das umgreifend Göttliche, das uns auch im Tod umfängt. Das ist wohl die am tiefsten heilsame Wirkung praktizierter Spiritualität in der Paarbeziehung.

Eckhard Frick

geb. 1955, Dr. med., katholischer Priester und Jesuit, Psychoanalytiker (C. G. Jung-Institut) in eigener Praxis, Dozent für Psychosomatik an der Hochschule für Philosophie der Jesuiten und an der Universität München; Buchautor.

Schwerpunkte seiner Arbeit sind die psychotherapeutische Begleitung von Krebskranken, die Behandlung von Menschen mit chronischen Schmerzen sowie die Erforschung der philosophischen Grundlagen von Psychosomatischer Medizin und Psychotherapie.

Helfen Spiritualität und Psychotherapie bei der Bewältigung schwerer Krankheit?

Für das eigene Leben kämpfen?

Der Beruf des Arztes besteht darin, Leben zu retten, in der geduldigen Routine ebenso wie in dramatischen Notfallsituationen und im zähen Ringen um die Heilung eines lebensbedrohlich erkrankten Patienten. Besonders die unter Krebs und anderen potenziell lebensbedrohlichen Krankheiten Leidenden werden wie mitkämpfende Soldaten in diesen heroischen Kampf des Arztes gegen die feindliche Krankheit hineingezogen. Und doch ist der Arzt angesichts des Todes ein geschlagener Held, ein Zwerg, der es mit der übermächtigen Bedrohung letztlich nicht aufnehmen kann. Irgendwann „verliert" er die Patienten, um deren Leben er kämpfte.

Der Stellenwert von Spiritualität und Psychotherapie für die Bewältigung lebensbedrohlicher Erkrankungen soll hier am Beispiel der Psychoonkologie beleuchtet werden, also am Beispiel jenes Fachgebietes der Psychosomatischen Medizin und Psychotherapie, das mit krebskranken Menschen arbeitet. Die

Psychoonkologie hat es mit dem Kampf des krebskranken Menschen zu tun. Bisweilen wurde sie als Fortführung des Kampfes mit anderen Mitteln aufgefasst, wenn die Schulmedizin die Waffen gestreckt hatte oder das Arsenal ihrer Möglichkeiten vom Patienten nicht (mehr) akzeptiert wurde, etwa bei zu großen Einbußen an Lebensqualität durch lange Krankenhausaufenthalte, belastende Nebenwirkungen und Abhängigkeit vom Arzt. Die ältere Psychoonkologie versuchte, auf depressive Persönlichkeitszüge Einfluss zu nehmen, die seit der Antike als Risikofaktoren für Krebserkrankungen gelten. Sie meinte, „dass es entgegen der Meinung der Ärzte *durchaus zur Remission kommen kann*, wenn der Patient im erforderlichen Maß motiviert ist, für sein Leben zu kämpfen, und alle seine Kräfte und Möglichkeiten in diesen Kampf wirft. Aber auch wenn der Patient nicht ‚geheilt' werden kann, wenn er es eben nicht schafft, so lange gegen den Krebs anzukämpfen, bis er zum Stillstand kommt, so besteht doch immer noch die Möglichkeit, dass er in seinen letzten Monaten oder Jahren das Leben bejahen und der Zukunft aus der Geborgenheit seines wahren Selbst heraus entgegensehen kann. Allein um dieses Ziel zu erreichen, lohnt sich auch der hartnäckigste Kampf."[34]

Die traditionelle Psychoonkologie orientierte sich am Modell der Neurosen, also primär seelisch bedingter Krankheiten, die – je nach Theoriemodell – aus krankmachenden unbewussten Konflikten oder fehlgelerntem Verhalten entstehen; diese äußern sich in Zwang, Depression, Angst sowie in mannigfachen körperlichen Symptomen. Nach diesem Modell prägt der Krebskranke zuerst ein falsches Selbst aus, das ihn später krank macht. Wenn der Psychotherapeut auf diese „Krebspersönlichkeit" Einfluss nimmt, hilft er seinem Patienten, zu seinem wahren Selbst zu kommen und so gesund zu werden, körperlich und seelisch.

Ernüchtert durch den fehlenden empirischen Nachweis einer „Krebspersönlichkeit", aber auch durch das moderne fächer- und berufsübergreifende Denken, tritt die heutige Psychoonkologie bescheidener auf. Sie denkt „somato-psychisch", nimmt also das primär biologische Geschehen der Krebserkrankung ernst und sucht nach Möglichkeiten, die seelischen Folgen der Erkrankung zu erkennen und zu behandeln. Sie möchte weder die Psychotherapeuten noch die Patienten überfordern, indem sie eine Krebsbehandlung an Stelle der Onkologie oder gar gegen diese anbietet. Vielmehr möchte die moderne Psychoonkologie mit den medizinischen Tumor-Spezialisten zusammen arbeiten.

Das heute überholte Konzept der „Krebspersönlichkeit" stellte über weite Strecken ein vereinfachtes Ursache-Wirkungs-Modell dar, das dem Denken vieler Patienten ähnelt, z. B.: „Ich weiß schon, warum ich Hirnmetastasen habe. Ich habe zuviel nachgedacht" oder: „Wäre ich nicht homosexuell geworden, hätte ich kein Rectum-Karzinom bekommen" oder: „Ich habe immer nur an meine Kinder und an meinen Mann gedacht, nie an mich. Deshalb habe ich Brustkrebs bekommen." Bereits die ältere Psychoonkologie erkannte, dass krebskranke Patienten in einer Art Anpassung an das naturwissenschaftlich geprägte Denken der Medizin ein schlichtes Ursache-Wirkungs-Weltbild übernehmen und es für sich in Selbstbezichtigungen und das Gefühl des Ausgeliefertseins übersetzen. Psychoonkologie als „Krisentherapie" muss deshalb auf die Freiheit des Patienten abzielen.[35]

Bei aller Vorsicht gegenüber vereinfachenden Kausal-Modellen kann die moderne Psychoonkologie aus den Krankheits-Mythen und -Theorien ihrer eigenen Geschichte und auch aus den Krankheits-Mythen und -Herleitungen der Patienten lernen. Es handelt sich nämlich in beiden Fällen um Erklärungsversuche, die der Sinndeutung angesichts eines unerklärlich und absurd erscheinenden Krankheitsgeschehens dienen *können*; sie können also hilfreich sein, wenn sie den Betroffenen nicht durch moralischen oder sozialen Druck aufgedrängt werden. Deshalb spielt die Anerkennung und das Verstehen subjektiver Krankheitstheorien in der Psychoonkologie auch dann eine große

Rolle, wenn derartige private Krankheits-Theorien aus medizinisch-wissenschaftlicher Sicht unhaltbar und falsch sind. Sinnzusammenhänge zwischen der eigenen Biografie und Lebensereignissen einerseits und der Krebserkrankung andererseits müssen nicht kausal sein (Ursache-Wirkungs-Modell). Letztlich ist es der Patient selbst, der zeitliche Zusammenhänge formulieren und bewältigen kann. C. G. Jung bezeichnete derartige nicht kausale Sinnzusammenhänge als „Synchronizität".[36]

Ziele der psychotherapeutischen Mitbehandlung

Die psychotherapeutische Unterstützung von Krebskranken und anderen Menschen, die an schweren körperlichen Erkrankungen leiden, lässt sich in drei Vorgehensweisen einteilen:

1. Nur diejenigen Patienten werden unterstützt, die über Beschwerden klagen, die durch psychotherapeutische Methoden zu behandeln sind, z. B. Entspannungstraining und Arbeit mit inneren Bildern (Imagination) zur Behandlung von Übelkeit und Situationsangst.

2. Nur Risikogruppen werden unterstützt, die unter einem besonders schweren Krankheitsverlauf oder unter seelischen Belastungen leiden, z. B. unter einer depressiven Störung oder der Verschlimmerung einer vorbestehenden psychischen Erkrankung.

3. Breitbandprogramme werden im Gegensatz zu den unter Punkt 1 und 2 genannten Vorgehensweisen allen angeboten. Sie dienen der Förderung der Krankheitsbewältigung, der Verbesserung der Lebensqualität und der Linderung psychischer Belastungen.

Mit Blick auf diese Vorgehensweisen sind die Ziele psychotherapeutischen Handelns in der Medizin vor allem die emotionale Entlastung und die Stärkung in der Krankheitsverarbeitung. Die

Verbesserung der Lebensqualität sowie eine Verbesserung der Kooperation mit dem behandelnden Arzt („Compliance") gelten in der Psychoonkologie als nur schwer erreichbar.[37] Schließlich ist die Optimierung der sozialen Unterstützung zu nennen. Mit diesem Ausdruck werden alle Hilfen zusammengefasst, die der Patient von Partner(in), Familienangehörigen und Freunden erfährt. Im zeitlichen Verlauf unterscheidet der Psychoonkologe Volker Tschuschke fünf Krankheits- und Behandlungsphasen, die auch für die Planung psychotherapeutischer Unterstützungsmaßnahmen von großer Bedeutung sind:

1. Erfahren der Diagnose / Diagnose-„Schock" (unterstützende Krisenintervention);

2. Begleitung der Behandlung durch den Tumorspezialisten (Onkologen): Unterstützung durch Einzel-Psychotherapie oder durch eine von einer Fachperson geleitete Gruppe betroffener Patienten;

3. Erholung (Aufarbeitung von Schock, Angst, Depression, existenziellen Themen, Anpassung an Krankheit und veränderte Lebenssituation);

4. Rückfall (Maßnahmen wie unter Punkt 1, ggf. Gruppentherapie);

5. Terminal-palliative Phase: Ärztlicherseits steht nicht mehr der *kurative* Ansatz im Vordergrund (vgl. das englische *to cure*: erfolgreiche ursächliche Behandlung einer Krankheit), sondern der *palliative* („Zudecken" und Lindern von Symptomen, Stabilisierung der Lebensqualität). Auch wenn Heilung im Sinne von *to cure* nicht mehr möglich ist, wünschen viele Patienten eine Heilung im Sinne des Ganzwerdens, der Versöhnung, des Abschiednehmens (englisch *to heal*). Die Psychotherapie und die spirituellen Erfahrungswege können dazu einen wichtigen Beitrag leisten[38].

Psychotherapie unter dem Damokles-Schwert

Der antike Tyrann Dionysios von Syrakus lud Damokles zu einem Festmahl ein und bot diesem an, auf dem Thron Platz zu nehmen. Über diesem Thron hatte er zuvor ein großes Schwert aufhängen lassen, das lediglich von einem Rosshaar gehalten wurde. Die drohende Gefahr des Rückfalls verlässt auch Langzeit-Überlebende nach einer Tumorerkrankung nie vollständig. Deshalb spricht man in der Psychoonkologie vom Damokles-Syndrom, d. h. von der mehr oder minder unmerklichen Bedrohung durch einen Rückfall, die den Patienten häufig aus Anlass einer Routine-Nachuntersuchung stärker beschleicht als in der wieder gewonnenen Normalität des Alltagslebens. Der Psychotherapeut muss lernen, die Angst vor dem Fortschreiten der Erkrankung (Progredienzangst) wahrzunehmen und von einer neurotischen Angst zu unterscheiden.

Im Krankheitsverlauf kann das Damokles-Syndrom fast vollständig in den Hintergrund treten oder sich wieder mit Massivität melden, wenn der Patient durch unklare Befunde oder auch nur durch das quälende Warten auf den Befund alarmiert ist. Auch eine Früherkennungsmaßnahme oder eine genetische Untersuchung bei einem Menschen, der sich („noch") gesund fühlt, kann entsprechende Ängste auslösen.

Diese Damokles-Unsicherheit verbindet sich oft mit bereits vorher bestehenden Ängsten. Der Psychotherapeut kann die Damokles-Situation nicht mit einer Deutung oder einer sonstigen Intervention „auflösen". Aber er kann sie bis zu einem gewissen Grad mittragen und an den Ressourcen arbeiten, die seinen Patientinnen und Patienten zur Verfügung stehen. Die Arbeit an der eigenen Lebensgeschichte, die ja nicht nur aus der Krebserkrankung besteht, und das (Wieder-) Entdecken der eigenen spirituellen Wurzeln helfen dabei.

Was heißt eigentlich „Spiritualität"?

Das Feld der Spiritualität findet in Medizin und Psychotherapie zunehmende Beachtung. Wie aus den Beiträgen des vorliegenden Bandes zu ersehen ist, fehlt eine allgemein anerkannte Definition dessen, was „Spiritualität" meint. Es gibt inzwischen eine Reihe anerkannter Messverfahren. Noch wichtiger als die Erfassung durch Fragebögen dürfte es jedoch sein, dass Ärzte und Patienten über die Spiritualität ins Gespräch kommen.[39] „Spiritualität" ist im Deutschen ein Fremdwort, das bei manchen Gesprächspartnern irreführende Assoziationen an Spirituosen, Spiritismus und esoterische Sonderwelten weckt. Unter den Fachleuten ist auch die Abgrenzung zwischen Spiritualität und Religiosität umstritten. Unter Religiosität wird traditionell die subjektive „Innen"-Seite der Religion mit ihren Traditionen, Ritualen, Inhalten und Institutionen verstanden. In der Psychoonkologie hat sich jedoch Spiritualität als der breitere Begriff durchgesetzt, mit anderen Worten: Religiosität ist *eine* Variante der Spiritualität, umgekehrt kann auch ein Atheist ein spiritueller Mensch sein, indem er Sinn und Hoffnung jenseits der Grenze des Sichtbaren, Machbaren, Erfahrbaren sucht (Transzendenzbezug ohne ausdrücklichen Gottesbezug). Die skizzierte „breite" Definition hat den zusätzlichen Vorteil einer größeren Offenheit im interreligiösen und interkulturellen Dialog, weil sie nicht von vornherein einen jüdisch-christlichen Religionsbegriff zu Grunde legt. Unter spiritueller oder sinnbezogener Krankheitsverarbeitung[40] werden alle existenziellen, religiösen oder Sinn-Konstrukte des Patienten verstanden, die ihm helfen, neue Ziele zu formulieren, wenn die übliche Krankheitsverarbeitung nicht mehr ausreicht.

Ist diese Definition von Spiritualität nicht zu weit, gibt es dann überhaupt noch Menschen, die „nicht spirituell" sind? In der Tat liegt es im Ermessen des Patienten, ob er/sie sich als „spirituell" bezeichnen möchte. Wir verwenden deshalb am Beginn unserer spirituellen Anamnese das Eigenschaftswort „gläubig" und fragen: „Würden Sie sich im weitesten Sinne als gläubigen Menschen bezeichnen?" Erfahrungsgemäß lässt diese Formulierung dem Gesprächspartner die Freiheit, das Gespräch schnell zu beenden, wenn er Spiritualität jetzt nicht zum Thema machen möchte. Andererseits ist die Frage einladend genug, um die subjektive Sicht des Patienten zu Wort kommen zu lassen. Und auf diese kommt es in erster Linie an.

Ich möchte dem Leser meine eigene vorläufige Definition von „Spiritualität" nicht vorenthalten. Sie ist biblisch begründet und orientiert sich an der Wortbedeutung von *spiritus* (Atem, Wind, Geist, griechisch *pneûma*). Nach biblischem Verständnis ist der Mensch ein materielles, von der Erde genommenes Wesen. Nach dem Bibelvers in Genesis 2,7 töpferte „Gott der Herr *Adam* (‚den Irdenen') aus Lehm von der *Adamah* (Erde). Da wurde Adam ein lebendiges Wesen". Der zweite Schöpfungsbericht, in dem dieser Vers steht, zeigt uns also Gott zuerst an der Töpferscheibe und dann bei der Mund-zu-Nase-Beatmung. Adam, der Irdene, ist von der Erde (Adamah) genommen. „Spirituell" ist er nicht von sich aus, sondern als Beatmeter. Lehrer der Meditation im Osten und im Westen zeigen deshalb den Übenden, wie sie atmen bzw. *sich atmen lassen* können.

Einfach nur „positiv denken"?

Die Abkehr von einer einseitig an Defiziten orientierten Psychotherapie[41] und das inzwischen von allen psychotherapeutischen Schulen akzeptierte Prinzip der Ressourcenorientierung sind zweifellos wichtige Korrekturen im Denken von Professionellen und „Laien". Allerdings förderte die Popularisierung des „positiven Denkens" einen manchmal unsensiblen, manchmal auch terroristischen Umgang mit dem Leiden schwerkranker Mitmenschen, das sich eben nicht durch Appelle, Bücher und Tonträger „positivieren" lässt.

Aufforderungen wie: „Du musst jetzt positiv denken" oder Bücherweisheiten, die dem Kranken seine Krankheit „als Chance" einreden wollen, gründen oft in der Unsicherheit der Gesunden im Umgang mit der Krankheit des anderen. Das klassische Beispiel hierfür sind die „Freunde" im biblischen Buch Hiob, deren fromm klingende Erklärungen, Warnungen, Ermunterungen die Einsamkeit des Leidenden eher verstärken als erträglicher machen.

In einer eigenen Studie[42] haben wir hilfreich (d. h. vom Patienten wirklich als positiv) erlebte soziale Unterstützung durch Angehörige und problematische Formen der Unterstützung vor einer onkologischen Behandlung (autologe Blutstammzell-Transplantation) untersucht. Problematische soziale Unterstützung, ist zwar gut gemeint, bedrängt den Patienten jedoch durch moralischen Druck, Kritik an seinem Bewältigungsverhalten oder durch unsensible Appelle. Wir konnten nachweisen, dass die problematische soziale Unterstützung das Sterberisiko nach der Transplantation erhöht. Hingegen geht das Erleben von Akzeptanz durch eine begleitende Psychotherapie mit einer Verbesserung des Überlebens einher. Aus diesen Befunden lässt sich folgern, dass die Unterstützung durch Fachpersonal und durch Angehörige auf die Bedürfnisse des Patienten eingehen sollte, um von ihm zu lernen, was wirklich hilfreich ist. Da die Angehörigen häufig ihrerseits überfordert sind und Unterstützung brauchen, sind Seminare, Familiengespräche und andere Maßnahmen sinnvoll, die den Unterstützungsstil der Angehörigen verbessern.[43]

Welche Spiritualität ist hilfreich und wie kann diese unterstützt werden?

Neben der Unterscheidung zwischen hilfreicher und problematischer sozialer Unterstützung gibt es die Unterscheidung zwischen „positiver" und „negativer" religiöser Krankheitsbewältigung.

Eine kürzlich erschienene Untersuchung über den „religiösen Kampf"[44] beschäftigt sich mit der Krankheitsverarbeitung von Tumorpatienten. Die Autoren stellen eine Parallele zwischen problematischen Unterstützungsformen und „negativer" religiöser Krankheitsverarbeitung fest: In beiden Fällen zeigt die empirische Untersuchung einen negativen Einfluss auf die seelische und körperliche Gesundheit. So klar zeigt sich umgekehrt der positive Einfluss durch hilfreiche soziale Unterstützung und „positive" religiöse Krankheitsbewältigung nicht. Im einzelnen fanden die Autoren, dass das Kämpfen und Ringen mit dem eigenen Glauben (hier verstanden als „negative" religiöse Krankheitsverarbeitung) mit der allgemeinen Krankheitsbelastung und Depressivität, sowie mit Beschwerden (Schmerz, Müdigkeit, körperliche Funktionsstörungen) einhergingen. Diese Befunde bedürfen allerdings einer Deutung. Denkbar ist, dass der von den Forschern beobachtete „Kampf" gerade ein Zeichen für die Mobilisierung verschütteter spiritueller Ressourcen ist, der noch konflikthaft erlebt wird, aber für die persönliche Reifung und Entwicklung wertvoll ist.

Innerhalb der jüdisch-christlichen Tradition ist der Kampf mit Gott ein spirituelles Urbild, das sich auch als Deutungsmuster für den Kampf schwerkranker Menschen eignet. Dieser wird dann nicht mehr ausschließlich als Kampf *um* das eigene Leben verstanden, sondern als Kampf *mit* Gott. So ringt der Gottesstreiter Jakob mit einem dunklen Fluss-Dämon, er kämpft mit dem unbekannten Gott, er kämpft *um* den Segen: „Ich lasse dich nicht, du segnest mich denn" (Genesis 32, 27).

Der Kampf Jakobs, das Hadern Hiobs und das Ringen Jesu sind Vorbilder dafür, dass gelingende spirituelle Krankheitsverarbeitung nicht statisch und harmonisch ist, sondern prozesshaft und dynamisch. Mit Dietrich Bonhoeffer gesprochen, bewegt sie sich zwischen den Polen von „Widerstand und Ergebung".[45]

Heilung (*to heal*) kann darin bestehen, die Unheilbarkeit (im Sinne von *to cure*) anzunehmen. Karlfried Graf Dürckheim[46] nannte *to cure* den pragmatischen Sinn des Heilens und *to heal* den initiatischen, spirituell öffnenden Sinn:

„‚Therapeut‘ im ursprünglichen Sinn meint den Begleiter auf dem Weg zum Heil. Und dieser Weg zum Heil ist nicht notwendigerweise durch Krankheit verhindert, im Gegenteil können Krankheit und Todesnähe dazu helfen, das Tor nach innen zu öffnen auf dem Weg zum Heil. Auf diesem Weg aber geht es nicht nur um den ‚Körper, den man hat‘, den physischen Körper, auch nicht nur um jene Einheit von Physis und Psyche, die in der psychosomatischen Medizin und Therapie ihre Beachtung findet. Es geht um ganz etwas anderes: um das Wahr-Nehmen und Ernstnehmen unseres innerstes WESENS. ‚Wesen‘ meint die Weise, in der ein überweltliches Sein in uns anwesend ist und in uns und durch uns manifest werden möchte in der Welt, in unserer Weise, die Welt zu bestehen, zu gestalten und sie auch ernst zu nehmen als raumzeitlichen Ausdruck einer überraumzeitlichen Wirklichkeit. Das Organ, diese Seite unserer menschlichen Wirklichkeit wahrzunehmen, ist nicht das gegenständlich objektivierende Bewusstsein, sondern das mit dem Leib, der wir sind, gegebene Selbstbewusstsein.

Der Körper, den man hat, meint physische Gesundheit und Leistungskraft. Der Arzt des Körpers meint mit Hippokrates: Schmerzen beseitigen und den Tod möglichst weit hinausrücken. Der Leib, der man ist, meint die Verwirklichung des inneren Menschen.“

Aus der hier deutlich gemachten Vielschichtigkeit unseres Verständnisses von Heilung folgt: Spiritualität eignet sich letztlich nicht als verlängerter Arm der normalen Medizin, auch wenn sie gegen bestimmte Engführungen der ‚Schulmedizin‘ vielfältige alternativmedizinische Angebote inspiriert. Häufig dienen solche Angebote jedoch dem Geldbeutel der Alternativ-Heiler mehr als ihren Patienten. Viel eher ist für mich Spiritualität die Tiefendimension jeglichen Heilens, also auch des „schulmedizinischen Kurierens“, indem sie auf die jeweiligen Behandlungsgrenzen und auf das größere Ziel der Heilung hinweist –

als umfassenden Horizont der einzelnen therapeutischen Bemühung.

Damit Ratschläge nicht schlagen: Was ist zu tun, was ist zu lassen?

Die Lehre vom seelischen Konflikt, d. h. vom unbewussten
Zusammen-Schlagen innerpsychischer Gegensätze, gehört zum
Kern psychoanalytisch begründeter Psychotherapien. Auch an-
gesichts lebensbedrohlicher Erkrankungen spielen derartige
Konflikte eine Rolle, und ihre vorsichtige Bearbeitung kann
Ressourcen der Bewältigung erschließen helfen.[47] Es gibt aber
in der Psychoonkologie wie in anderen psychotherapeutischen
Begleitungen lebensbedrohlich erkrankter Menschen einige
wichtige Unterschiede zur allgemeinen Psychotherapie: Der
Konflikt ist nicht nur innerseelisch, vielmehr wird der ganze
Mensch mit Leib und Seele zum Schauplatz eines Kampfes um
Leben und Tod. Die begleitende Person kann in diesen Kampf
hinein gezogen werden oder aber „außen vor" bleiben.

In diesem Kampf um das nackte, materielle Leben scheint
es zunächst überhaupt nicht spirituell zuzugehen. Früher wurden die Seelsorger erst „ganz am Schluss" gerufen, Psychotherapie galt fast als ein Luxus für die (körperlich) Gesunden.

Der Kampf um das Leben, um die Gesundheit, der Kampf
mit Gott sind jedoch in der Tiefe eine spirituelle Suche. Mehr
als fertige Ratschläge und Antworten braucht diese Suche das
Aushalten der Fragen und das schweigende Verstehen der Zeichen, die wir vernehmen, die wir im Ritual begehen und die sich
uns erschließen.

Jack Kornfield

geb. 1945, Dr. phil., Psychologe und Psychotherapeut, Lehrer der Vipassana-Meditation (Achtsamkeits-Meditation), Kalifornien/USA. Intensive Schulung in der Vipassana-Meditation als buddhistischer Mönch in Thailand, Burma und Indien; Autor vieler Veröffentlichungen.

Ein zentrales Anliegen seiner Arbeit liegt in der Verbindung von Spiritualität und Psychotherapie zur Öffnung für die tieferen Ebenen der Persönlichkeit und in der Vermittlung einer alltagsbezogenen Meditationspraxis.

Selbst die besten Meditierenden haben alte Wunden zu heilen [48]

Für die meisten Menschen genügt die Übung der Meditation allein nicht. Im besten Fall ist sie ein wichtiger Teil des komplexen Weges der Öffnung und des Erwachens.

Für das spirituelle Leben halte ich es für sehr wichtig, die Aufmerksamkeit den eigenen Schattenseiten zuzuwenden, also jenen Aspekten unserer selbst und unserer Praxis, die uns noch nicht bewusst sind. Als Lehrer der buddhistischen Achtsamkeitsübung, die man Vipassana nennt, bin ich natürlich fest vom Wert der Meditation überzeugt. Intensive Übungsperioden können uns helfen, die Illusion des Abgetrenntseins [49] aufzulösen, sie können tiefgründige Einsichten und bestimmte Arten tiefer Heilung hervorbringen.

Dennoch hat intensive Meditation ihre Begrenzungen. Wenn ich nun über diese Begrenzungen spreche, will ich das nicht theoretisch tun, sondern unmittelbar aus meiner eigenen Erfahrung und aus meinem Herzen.

Auf der einen Seite gibt es diejenigen, die zur Meditation gekommen sind, nachdem sie mit traditioneller Psychotherapie gearbeitet haben. Obwohl die Therapie für sie wertvolle Erfahrungen brachte, haben deren Begrenzungen sie dahin gebracht, nach einer spirituellen Praxis zu suchen. Für mich war es umgekehrt. Während ich außerordentlich profitiert habe von der Übungspraxis, wie sie in thailändischen und burmesischen Klöstern, in denen ich übte, angeboten wird, musste ich zwei beunruhigende Dinge feststellen. Erstens, dass es Schwierigkeiten in wichtigen Bereichen meines Leben gab, die selbst sehr tiefe Meditation nicht anrührte: Einsamkeit, intime Beziehungen, Beruf, Kindheitswunden und Angstmuster. Zweitens: unter den mehreren Dutzend westlichen Mönchen (und vielen asiatischen Meditierenden), die ich während meiner Zeit in Asien traf, war, mit einigen wenigen bemerkenswerten Ausnahmen, für die meisten die Meditation in wesentlichen Bereichen ihres Lebens keine Hilfe. Viele hatten tiefe innere Wunden, waren neurotisch, voller Ängste oder traurig, und sie gebrauchten die spirituelle Praxis häufig, um problematische Teile ihrer selbst vor sich zu verbergen oder ihnen auszuweichen.

Als ich in den Westen zurückkehrte, um klinische Psychologie zu studieren, und dann begann, Meditation zu lehren, bemerkte ich ein ähnliches Phänomen. Mindestens die Hälfte der Schüler, die zum Drei-Monate-Retreat[50] kamen, konnten die einfachen Übungen der „bloßen Aufmerksamkeit" nicht machen, weil sie an einer großen Menge ungelöster Trauer, Angst, inneren Verwundungen und unerledigter Geschäfte aus der Vergangenheit festhielten. Ich hatte auch die Gelegenheit, weit fortgeschrittene Meditierende zu beobachten – darunter erfahrene Zen-Übende und Übende des tibetischen Buddhismus –, die kraftvolles Samadhi[51] sowie tiefe Einsicht in Nicht-Dauer und Selbstlosigkeit[52] entwickelt hatten. Die meisten dieser Meditierenden hatten auch nach vielen intensiven Retreats immer noch große Schwierigkeiten, in wichtigen Bereichen ihres Lebens, etwa bezüglich Angst, Arbeitsproblemen, Beziehungswunden und Herzensverhärtung das Anhaften und die Unbewusstheit aufzulösen. Sie suchten aber weiter danach, wie man den Dharma[53] leben könne, und kamen immer wieder zu Meditationsretreats, um nach Hilfe und Heilung zu suchen. Doch die Sitzpraxis selbst, mit ihrer Betonung auf Konzentration und Loslösung, lieferte oft nur den Weg, sich weiter zu verstecken und den Geist regelrecht von den schwierigen Bereichen des Herzens und des Körpers abzutrennen.

Diese Probleme existieren für die meisten Vipassana-Lehrer genauso. Viele von uns haben ein sehr unintegriertes Leben geführt, und auch nach tiefer Übung und anfänglicher „Erleuchtungserfahrungen" ließ unsere Sitzpraxis wichtige Bereiche unseres Seins unbewusst, angstbesetzt oder ausgegrenzt. Eine ganze Reihe amerikanischer Vipassana-Lehrer sind jetzt, oder waren bis vor kurzem, in psychotherapeutischer Behandlung, um mit diesen Dingen umgehen zu lernen.

In diesem Zusammenhang sollte auch darauf hingewiesen werden, dass ein Großteil der 20 oder mehr Zentren, in denen Zen, tibetische oder hinduistische Meditation oder Vipassana geübt werden, große Turbulenzen erlebten, in denen die Lehrer (sowohl asiatische, als auch westliche) selbst die Ursache waren. Es ging dabei insbesondere um die Themen Macht, Sex, Aufrichtigkeit, sowie Alkohol- und Drogenmissbrauch. Dies alles weist auf etwas Wesentliches hin, es verlangt nach einer Antwort. Wenn es uns um wahre Befreiung und Mitgefühl geht, was haben wir zu lernen?

Einige hilfreiche Schlussfolgerungen für unsere Praxis

1. Für die meisten Menschen ist die Meditationspraxis nicht ausreichend. Im besten Fall ist sie ein wichtiger Teil des komplexen Weges der Öffnung und des Erwachens. Ich dachte immer, Meditation führe zu den höheren und universaleren Wahrheiten, und dass Psychologie, Persönlichkeit und unsere „kleinen Dramen" ein davon verschiedener, niedrigerer Bereich seien. Ich wünschte, es hätte so funktioniert, aber

Erfahrung und die ungetrennte Wirklichkeit ließen diese Rechnung nicht aufgehen. Wenn wir Leiden überwinden und letzte Freiheit erreichen wollen, dann dürfen wir diese beiden Ebenen unseres Lebens nicht trennen.

2. Die unterschiedlichen Teile unseres Geistes und unseres Körpers sind für Achtsamkeit lediglich teildurchlässig. Achtsamkeit einiger bestimmter Aspekte überträgt sich nicht automatisch auf andere Aspekte, besonders wenn die Angst und die Verwundung tief gehen. Dies gilt für alle, Lehrer ebenso wie Schüler. So kommt es häufig vor, dass Meditierende, die eine tiefe Achtsamkeit des Atems oder des Körpers entwickelt haben, nahezu keinen Zugang zu ihren Gefühlen, oder dass solche, die den Geist verstehen, keine rechte Beziehung zum Körper haben.

Achtsamkeit ist nur dann wirksam, wenn wir gewillt sind, unsere Aufmerksamkeit auf jeden Bereich des Leidens in uns zu richten. Das heißt nicht, wie viele befürchten, in unseren persönlichen Geschichten hängen zu bleiben. Vielmehr geht es darum, sich ihnen so zuzuwenden, damit wir uns von den großen und schmerzvollen „Blockaden" unserer Vergangenheit tatsächlich befreien. Solch eine Heilarbeit lässt sich oft am besten in einer therapeutischen Beziehung mit einem anderen Menschen erreichen.

3. Meditation und spirituelle Übung können sehr leicht dazu gebraucht werden, Gefühle zu unterdrücken oder zu vermeiden, sowie uns vor problematischen Bereichen unseres Lebens zu drücken. Es ist schwer, an unsere Nöte zu rühren. Viele wehren sich gegen die persönlichen und psychologischen Wurzeln ihres Leidens; wirklich unseren Körper, unsere persönlichen Geschichten, unsere Begrenzungen zu erfahren, ist schmerzhaft. Es kann sogar härter sein als sich dem universalen Leiden zu stellen, das beim Sitzen aufsteigt. Wir fürchten das Persönliche und seine Nöte, weil wir nicht gelernt haben, wie es uns als Übung dienen und unser Herz öffnen kann.

Es ist nötig, unser Leben als Ganzes anzusehen und uns zu fragen: „Worin bin ich wach und was verdränge ich? Benütze ich meine Übung, um etwas zuzudecken? In welchen Bereichen bin ich bewusst und wo bin ich ängstlich, hänge fest oder bin unfrei?"

4. Im großen und ganzen sind gute westliche Therapien in vielen Bereichen des Wachstums (alte Trauer und andere unerledigte Geschäfte, Kommunikation und Beziehungsfähigkeit, Sexualität und Intimität, Karriere und Beruf, bestimmte Ängste und Phobien, frühe Wunden und mehr) viel rascher und erfolgreicher als Meditation. Diese zentralen Aspekte unseres Seins darf man nicht einfach abtun als „Persönlichkeitswust". Freud sagte, er wolle Menschen helfen, damit sie lieben und arbeiten können. Wenn wir nicht recht lieben und der Erde sinnvolle Arbeit geben können, wofür ist dann unsere spirituelle Praxis gut? Meditation kann dazu helfen. Aber wenn man nach einer Weile des Sitzens merkt, dass es da noch etwas zu tun gibt, finde dir eine/n gute/n Therapeuten/in oder andere Wege, um diese Dinge effektiv in Angriff zu nehmen. Es gibt natürlich viele mittelmäßige Therapeuten/innen und viele begrenzte Formen der Therapie. Man sollte sich, genau wie bei der Meditation, nach dem Besten umsehen. Es sind nach den traditionellen Psychotherapien der 40er und 50er Jahre viele neue Therapieformen entstanden, die eine starke spirituelle Grundlage haben: Psychosynthese, Atemarbeit nach Wilhelm Reich, Tonarbeit und die ganze Palette der Transpersonalen Psychologie. Wie die beste Meditationsarbeit gebraucht die beste Therapie Achtsamkeit für die Heilung des Herzens. Sie kümmert sich nicht so sehr um unsere Geschichten, als vielmehr um Furcht und Anhaftung, und wie man diese loslassen kann, um Festhalten an unnötigem Leiden, und wie man Achtsamkeit in Bereiche der Verwirrung bringt. Durch einige der Methoden Transpersonaler Psychologie kann man manchmal zu tiefsten Erkenntnissen der Selbstlosigkeit und des Nicht-Anhaftens kommen.

5. Heißt das nun, wir sollten Meditation gegen Psychotherapie eintauschen? Ganz und gar nicht. Auch Therapie ist nicht die Lösung. Bewusstheit ist es! Und Bewusstheit wächst spiralartig. Wenn du Freiheit suchst, dann ist das Wichtigste, was ich dir sagen kann, dies, dass spirituelle Praxis sich immer in Spiralen entwickelt. Es gibt dabei innere Zeiten, in denen Stille nötig ist. Auf diese folgen äußere Zeiten, in denen die Erkenntnisse der Stille ins Leben umgesetzt und integriert werden müssen. Dann gibt es auch Zeiten, wo man Hilfe erfährt durch eine tiefe therapeutische Beziehung mit einem anderen Menschen. Dies alles sind gleich wichtige Phasen der Praxis. Dabei geht es nicht darum, dass man das Selbst erst entwickeln muss, bevor man es loslassen kann. Beides geschieht vielmehr gleichzeitig. Jede Übungsperiode mag Samadhi und Stille beinhalten, worauf die Erfahrungen neuer Ebenen innerer Wunden und Familiengeschichten folgen, darauf dann vielleicht ein großes Loslassen. Und danach kommen wieder Probleme im personalen Bereich. Es ist möglich, mit allen Ebenen im Kontext spiritueller Praxis zu arbeiten. Der Mut, sich allem, was hochkommt, zu stellen, ist die Voraussetzung dafür. Nur dann können wir – für uns selbst und für unseren Planeten – die tiefe Heilung finden, die wir suchen.

Zusammengefasst heißt das, wir müssen die Übung so verstehen, dass sie auf das ganze Leben ausgedehnt wird. Entsprechend den Ochsenhirtenbildern des Zen[54] bringt uns die spirituelle Reise tief in die Einsamkeit des Waldes und führt uns dann zurück auf den Marktplatz, wieder und wieder, bis wir fähig sind, Mitgefühl und Gewissheit des Herzens an jedem Ort zu entwickeln.

(Dieser Text wurde ins Deutsche übersetzt von Christian Hackbarth-Johnson, Dachau)

Richard Stiegler

geb. 1963, Psychotherapeut und Meditationslehrer, Wasserburg am Inn. Vertiefte Schulung in der Vipassana-Meditation (Achtsamkeits-Meditation); Buchautor.

Ein Schwerpunkt seiner Tätigkeit sind Kurse in Transpersonaler Psychologie, in der psychotherapeutische Arbeit und spirituelle Meditationspraxis verbunden werden; darin arbeitet er auch als Ausbilder.

Der personale und der transpersonale Entwicklungsschritt[55]

„Wie sehr sehne ich mich nach einer Zeit des Friedens und jetzt kämpfe ich in diesem Meditationskurs seit Tagen mit Müdigkeit und Trauer." Eine typische Erfahrung von mir, die ich auch bei anderen Meditierenden beobachten konnte. Eigentlich suchen wir inneren Frieden, doch unser Weg führt uns oft lange Zeit durch den Dschungel unserer Persönlichkeit mit schwierigen Gefühlen und inneren Abgründen. „Läuft da etwas falsch?", fragen wir uns. „Was ist mit der Stille und den spirituellen, transpersonalen Einsichten, die uns durch die Praxis der Meditation versprochen werden?"

Offensichtlich verlangt uns der innere Weg viel mehr Geduld ab, als wir uns das zunächst vorstellen. Auch mein Weg war jahrelang von vielem Auf und Ab begleitet, bis sich tiefere Einsichten in die mystische Dimension des Seins einstellten. Zum Glück galt mein Interesse immer auch schon der Psychologie, so dass meine seelischen „Löcher" und inneren Krisen einen Bezugsrahmen vorfanden, in dem sie nicht nur als Hindernis betrachtet wurden, sondern auch bearbeitet werden konnten.

Vor zwanzig Jahren, als meine innere Suche begann, beäugten sich viele spirituelle LehrerInnen und PsychotherapeutInnen noch misstrauisch. Die einen glaubten daran, dass man mithilfe von Meditation und durch Einsicht in die mystische Dimension der Wirklichkeit mit einem Schlag die Persönlichkeitsgrenzen und alle inneren Schwierigkeiten überwinden könne. Die anderen betrachteten Meditationspraxis nicht selten als Weltflucht und Ausweichmanöver gegenüber menschlichen Beziehungen und setzten auf wachsende Beziehungsfähigkeit.

Beide Perspektiven hatten Recht und waren doch auch begrenzt. Einsicht in die mystische Dimension unseres Seins integriert noch nicht automatisch unsere Persönlichkeit. Wie viele Berichte gibt es über LehrerInnen, die fraglos einen Zugang zu spirituellen Erkenntnissen haben und trotzdem auf der Beziehungsebene unreif handeln?

Umgekehrt kann man beobachten, dass uns eine integrierte Persönlichkeit und reife Beziehungen nicht alleine Sinn geben und glücklich machen. Schwere Sinnkrisen sind gerade auch möglich, wenn sich unsere wichtigsten Ziele im Leben erfüllt haben. Ein berühmtes Beispiel hierfür ist Leo Tolstoi, der auf dem Höhepunkt seines beruflichen und privaten Erfolges in eine tiefe Sinnkrise stürzte.

Trotzdem beinhalten beide Perspektiven einen wichtigen Aspekt für menschliches Reifen, und wenn wir verstehen, auf welchen Reifeschritt sich die jeweilige Perspektive bezieht, machen sie beide Sinn und ergänzen einander. Das wird in den letzten Jahren zunehmend von MeditationslehrerInnen und TherapeutInnen erkannt und es findet eine breite Entwicklung der gegenseitigen Öffnung statt. Erst wenn wir beide Reifungsschritte – die personale und die transpersonale Entwicklung – klar sehen, werden unsere Wachstumskrisen verständlich und wir können uns unseren ganz individuellen Wachstumsweg zugestehen.

Die personale Entwicklung

Der Mensch entwickelt seine Persönlichkeit im Wechselverhältnis der Beziehungen, in denen er lebt. Obwohl alle Potenziale für unsere menschliche Entwicklung bereits angelegt sind, brauchen wir als Kind die Bestätigung von außen, um unsere natürlichen Wesenseigenschaften entwickeln zu können. Da kein Mensch optimale Bedingungen hat, werden viele unserer natürlichen Anlagen nur unvollständig ausgebildet und wir verlieren häufig den Kontakt zu ihnen. Psychologisch ausgedrückt sinken sie ins Unbewusste oder werden verdrängt.

Es bleibt ein Mangelgefühl, das wir subjektiv häufig gleichsam als Loch empfinden: Wenn uns beispielsweise unsere Liebe abhanden gekommen ist, fühlen wir uns ungeliebt und strengen uns an, die Liebe anderer zu gewinnen. Wenn wir uns nicht getragen fühlen vom Leben, fühlen wir uns haltlos und versuchen das Leben und unsere Beziehungen zu kontrollieren. Wurde der Wille unterdrückt, fühlen wir uns unsicher und schwach und passen uns an. So entwickelt sich in den Beziehungserfahrungen die Persönlichkeit, das Ich mit seinen Stärken, aber auch mit seinen Löchern und Abwehrstrategien.

Der erste Entwicklungsschritt, der vor allem durch die Psychotherapie unterstützt wird, ist die personale Entwicklung. Dabei werden natürliche Potenziale, die wir aus dem Blick verloren haben, wieder integriert. Bildlich gesprochen gibt es Bereiche, die im Schatten liegen, und es gilt, dort wieder Licht hinzubringen, um als Mensch immer vollständiger zu werden. Ich möchte das an ein paar Beispielen deutlich machen.

Nehmen wir an, ein Mensch hat gelernt, seine Bedürftigkeit zu unterdrücken, da er als kleines Kind die Erfahrung einer abwesenden Mutter gemacht hat. Für diesen Menschen bedeutet personale Entwicklung, seine Bedürftigkeit wieder als eine natürliche, menschliche Eigenschaft anzunehmen und damit wieder die Fähigkeit zurückzugewinnen, für seine Bedürfnisse einzutreten, z. B. indem er lernt, um Zuwendung zu bitten. Für eine Person, die sehr strenge Eltern hatte und deren Wille unterdrückt wurde, wäre der erste Entwicklungsschritt, ihren Willen wieder als eine natürliche, wertvolle Kraft zu erfahren und es zu wagen, andere mit eigenen Bedürfnissen, Sichtweisen und Grenzen zu konfrontieren. Oder für eine Person, die sich aufgrund früher Beschämung als wertlos erlebt hat und diese Wertlosigkeit dadurch überdeckt, dass sie immer für andere da ist, wäre der erste Schritt, zu wagen, sich zuerst um sich selbst zu kümmern. Die Empfindung von Wertlosigkeit wird sich zunächst verstärken, doch mit der Zeit wird die Person ihren wahren Wert entdecken können, der im Sein liegt und nicht im Tun.

Je mehr wir innere, verdrängte Anteile zulassen, umso vollständiger und integrierter werden wir. Wir entwickeln ein gesundes Selbstwertgefühl, können unseren Gefühlen Raum geben und brauchen uns nicht für sie zu schämen. Wir können für unsere Wünsche und Bedürfnisse eintreten und können uns gegebenenfalls auch klar abgrenzen. Mit anderen Worten: Wir entwickeln die Fähigkeit zu echtem und mitfühlendem Kontakt, ohne uns ständig mit anderen zu verstricken. Auf diese Weise geschieht kontinuierlich eine Entwicklung hin zu persönlicher Vollständigkeit und Integrität. Ist unsere Persönlichkeit gereift und integriert, werden wir unseren Platz in der Welt in einer umfassenden Weise einnehmen können.

Die transpersonale Entwicklung

Wenn sich diese Integration zu einer persönlichen Vollständigkeit vollzogen hat, gibt es dann noch die Notwendigkeit für eine spirituelle Entwicklung? Ist jemand, der seinen Platz in der Welt einnimmt und für seine Bedürfnisse, Grenzen etc. sorgen kann, nicht glücklich? Leider nur sehr bedingt und das aus folgendem Grund: Selbst wenn wir innere Anteile weitgehend integriert haben, sind wir dennoch Begrenzungen im Leben ausgesetzt. Wir haben vielleicht gelernt, unsere Wünsche und Bedürfnisse wahrzunehmen und sie auszudrücken, aber sie werden trotzdem häufig nicht erfüllt. Jeder, der in einer Partnerschaft lebt, weiß, wie oft Bedürfnisse nicht erfüllt werden, selbst wenn man sie annimmt und ausdrückt. Wir wissen vielleicht, was wir wollen oder nicht wollen und haben gelernt, dafür einzutreten, aber wie oft kümmert sich das Leben darum? Wir werden weiterhin mit Ohnmacht und Verlust konfrontiert. Das ist nicht unser persönliches Problem, wie wir zunächst häufig in solchen Situationen denken. Ohnmacht und Verlust sind nicht die Folge unseres Versagens, sondern ergeben sich als Wirkung aus der natürlichen Gesetzmäßigkeit des ewigen Wandels. Das Leben ist viel größer und mächtiger als unsere Vorstellungen und Vorlieben und spült diese manchmal wie ein reißender Strom mit Macht hinweg.

Daraus ergeben sich entscheidende Fragen: Wie können wir glücklich werden, wenn unsere Erwartungen und Bedürfnisse an das Leben und das Leben selbst oft so weit auseinander klaffen? Gibt es eine tiefere Erfüllung, auch wenn unsere Bedürfnisse nicht gestillt werden? Wie können wir vertrauen angesichts der fundamentalen Unsicherheit des Lebens, angesichts von Verlust, Krankheit und Tod? Mit anderen Worten: Was trägt uns?

Diese und ähnliche Fragen markieren den Übergang zur transpersonalen Entwicklung. Wir sehen, dass das Leben selbst uns dorthin führt, uns spirituelle Fragen zu stellen. So wird irgendwann natürlicherweise eine spirituelle Sehnsucht in uns erwachen. Es ist die Sehnsucht nach einer tieferen Sicherheit, als sie uns das normale menschliche Leben bieten kann. Die Sehnsucht nach einem tieferen Sinn, als uns äußerer Wohlstand, Ansehen oder Bedürfniserfüllung geben können. Und die Sehnsucht, uns selbst und das Leben an seiner Quelle zu berühren, zu erkennen, wer wir wirklich sind jenseits oberflächlicher Rollen und Eigenschaften. Diese Sehnsucht entwickelt einen Sog in uns und kann nur befriedigt werden, wenn wir den transpersonalen Raum entdecken, die mystische Dimension unseres Seins. Diese Sehnsucht ist ein zentraler Motor für die spirituelle Entwicklung und je stärker diese Kraft in uns wirkt, desto selbstverständlicher werden wir alles daran setzen, den transpersonalen Raum zu entdecken.

Die zweifache Natur des Bewusstseins

Was verstehen wir nun aber unter dem transpersonalen Raum? Was ist die mystische Erfahrung, das Einswerden mit Gott, das eine so starke Anziehung auf uns hat?

Transpersonale Erfahrung ist keine Erfahrung im herkömmlichen Sinne. Sie ist vielmehr ein mehr oder weniger tiefer Einblick in eine Dimension jenseits unserer üblichen Erfahrungen. Und diese Dimension ist immer da, ist die Quelle allen Seins und aller Erfahrung und damit grenzenlos, unberührbar, zeitlos, unabhängig von äußeren Umständen.

Um das zu verstehen, ist es notwendig, gewöhnliche Erfahrungen näher zu untersuchen. In jeder Erfahrung gibt es die Möglichkeit, sich ihrer bewusst zu sein. Ob ich lese oder denke oder atme oder gehe, ich kann mir dieser Erfahrung bewusst sein. Gäbe es kein Bewusstsein, gäbe es auch keine Erfahrung. Das bedeutet, das Grundelement jeglicher Erfahrung ist die Fähigkeit des Bewusstseins. Das ist zunächst keine mystische Entdeckung, sondern eine schlichte Beobachtung, die uns irgendwie klar ist und in ihrer Bedeutung meist doch nicht erkannt wird.

Wir könnten nun das Bewusstsein noch genauer beobachten. Ändert es sich, wenn wir eine angenehme oder eine schmerzhafte Erfahrung machen? Ist Bewusstsein selbst davon berührt, ob wir einen konstruktiven oder einen destruktiven Gedanken haben? – Natürlich nicht. Es gibt also einen Bereich, der immer gleich bleibt: Bewusstsein. Bewusstsein kann sich mit jeder Erfahrung verbinden: mit Gedanken, mit allen Arten von Gefühlen, mit Körperempfindungen, mit Geräuschen und

Farben. Alles erscheint im Raum des Bewusstseins und doch bleibt das Bewusstsein selbst völlig unberührt davon. Daher wird das Bewusstsein häufig mit einem Spiegel verglichen. Der Spiegel kann sich mit jedem Objekt unterschiedslos verbinden und bleibt doch vollkommen leer. Er bleibt unberührt von den Dingen, die er widerspiegelt.

Wenn wir dies erkennen, können wir unterscheiden zwischen zwei Arten von Bewusstsein: Objektbewusstsein und absolutes Bewusstsein. Das Objektbewusstsein ist unser übliches Alltagsbewusstsein. Wir nehmen immer etwas – Objekte – wahr: z. B. Gedanken, Geräusche, Menschen oder Körperempfindungen. Alles was benannt, beschrieben und wahrgenommen werden kann, sind Objekte oder Phänomene. Aber all diese Objekte erscheinen im Bewusstsein und vergehen wieder, ohne eine Spur zurückzulassen. Dieses Bewusstsein wird absolutes Bewusstsein oder Gewahrsein genannt. Man könnte nun einwenden, dass doch Erfahrungen Spuren in uns hinterlassen, nämlich Erinnerungen und Muster. Aber Erinnerungen sind auch nur Gedanken und damit Objekte. Erinnerungen erscheinen im Bewusstsein, aber berühren es nicht. Selbst der Ich-Gedanke ist nur ein Objekt des Verstandes, das im Spiegel des Gewahrseins erscheint. In diesem Sinne ist das absolute Bewusstsein der Ursprung oder Urgrund, durch den jegliche Erfahrung erst möglich wird. Dabei ist wichtig, dass wir begreifen, dass absolutes Bewusstsein keine Erfahrung ist, sonst wäre es ja wieder ein Objekt und damit benennbar, greifbar und vergänglich. Absolutes Bewusstsein ist das Subjekt, das wir nicht erfahren können, wir können es nur sein.[56]

Stille und Transzendenz

Absolutes Bewusstein ist also vollkommen unberührt, transparent, unendlich. Aus diesem Grund wird es mit Stille in Verbindung gebracht. Vollkommenes Unberührtsein ist unendlich still.

Es ist die Stille selbst. Wenn wir nun unsere Aufmerksamkeit, die normalerweise immer auf die Erfahrungsobjekte schaut, auf das Bewusstsein lenken und letztlich vollkommen in das Aufmerksamsein eintauchen, erfahren wir eine unbedingte Stille, die auch als (göttliche) Kraft oder unendliche Weite in Erscheinung tritt.

Stille ist übrigens nicht dasselbe wie Ruhe, womit sie manchmal verwechselt wird. Ruhe ist das Fehlen von Lärm und Bewegung, wogegen Stille unberührt bleibt von Lärm und Bewegung. Sie ist eine Dimension jenseits von Lärm und Bewegung und muss daher nichts ausschließen. Stille schließt alles anstrengungslos ein und ist doch vollkommen unberührt von allem. Die Stille des transpersonalen Raumes können wir nur berühren, wenn wir über Ich-Grenzen und Selbstkonzepte hinausgehen. Zwei Beispiele können verdeutlichen, was das konkret heißen mag:

Eine Person, die besetzt ist von unerfüllten Bedürfnissen, muss auf der personalen Ebene lernen, zu eigenen Bedürfnissen zu stehen, aber im transpersonalen Entwicklungsschritt muss sie letztlich die Vorstellung aufgeben, dass Bedürfnisse gestillt werden müssen, um Erfüllung zu erlangen. Es ist also ein Zustimmen zum Mangel notwendig. Erst dann kann die Person ohne Vorliebe und vollkommen annehmend den Mangel beobachten. Je tiefer sie ins Beobachten selbst eintaucht, desto stärker entfaltet sich eine Präsenz in ihr, die keine Unerfülltheit kennt. Denn äußerer Mangel genauso wie äußere Befriedigung spiegeln sich im Bewusstsein, aber berühren es nicht. Oder denken wir an eine Person, die ein Wertloch hat und die Überzeugung, dass sie so, wie sie ist, nicht wertvoll sei. Wenn sie das Gefühl der Wertlosigkeit ganz zulässt und dabei tiefer in die Stille eintaucht, entdeckt sie vielleicht, dass alles vollkommen gleichwertig und vollkommen ist. Sie entdeckt ihren wahren Wert, der in ihrer Vollkommenheit liegt. Eine Vollkommenheit, die nichts mit unseren üblichen Konzepten von richtig und falsch zu tun hat, sondern mit der tiefen Erkenntnis, dass alles, was existiert,

Ausdruck der EINEN Dimension ist. Wie könnte dann irgendetwas wertlos sein?

Was immer uns fehlt oder bedroht, in der Dimension der Stille löst es sich auf. Unser Körper ist verletzlich und vergänglich, aber das Bewusstsein selbst, in dem sich alles spiegelt, ist es nicht. Es ist unberührbar. Unser Körper ist bedürftig, aber das Sein ist in sich vollkommen und vollständig. Der Mensch unterscheidet zwischen gut und schlecht, zwischen wertvoll und wertlos, aber das Bewusstsein selbst tut dies nicht. Im absoluten Bewusstsein ist alles gleichwertig und vollkommen. Unser Verstand identifiziert sich mit dem Körper, was die Wirkung hat, dass wir uns begrenzt und getrennt fühlen, aber das Bewusstsein ist frei von Ich-Grenzen und Ich-Vorstellungen. Hier gibt es nur Einssein, ein grundlegendes Verbundensein mit allem, was existiert.

Die Gefahr, psychische Probleme „spirituell zu kompensieren"

Klingt das nicht wunderbar? Wozu sollen wir dann zuerst einen personalen Entwicklungsschritt machen? Können wir nicht gleich ins Sein eintauchen und uns das Zulassen von Bedürfnissen und einem persönlichen Willen ersparen? Für manche Ohren ist die Vorstellung sehr verlockend, den personalen Schritt zu überspringen. „Wenn es sowieso darum geht, Bedürfnisse zu transformieren und die innere Fülle zu entdecken, wozu dann den Mangel wahrnehmen und lernen, ihn auszudrücken?"

Das kann jedoch in eine Sackgasse führen, die ich immer wieder bei Meditierenden beobachte. Eine Person, die beispielsweise sehr kontaktscheu ist, könnte für sich lieber schweigende Meditationspraxis wählen als Selbsterfahrungsgruppen, die mit Begegnung arbeiten. Das hat jedoch zur Folge, dass ihr problematisches Lebensmuster sich durch die Kompensation immer weiter verfestigt. Die Isolation nimmt zu, statt ab und die Person verhärtet zunehmend. Daher sollte sie sich auch ihrer Kontaktangst stellen und lernen, dem Kontakt mit Menschen zu vertrauen, und nicht nur zu meditieren und nach innerer Anbindung im Alleinsein zu suchen.

Wenn man einen Menschen nur oberflächlich kennt, kann man manchmal nur schwer zwischen einem Alleinsein, das aus einem Kompensationsmuster und einem Alleinsein, das aus echter innerer Anbindung entsteht, unterscheiden. Der Unterschied ist letztlich, dass die Kompensation immer einen Ausschluss bedeutet, zum Beispiel einen Ausschluss von Kontakt oder Bedürfnissen. Es ist also eine Eingrenzung unseres Seins. Der transpersonale Raum dagegen schließt immer alles ein, auch Mangel und Kontakt.

Wenn wir die Gefahr der Kompensation zum Beispiel beim Thema Bedürftigkeit betrachten, sehen wir, dass die Kompensation „nein" zu den Bedürfnissen sagt, also: „Ich brauche nichts". Essentielle Fülle stimmt dagegen dem Mangel vollständig zu. Und um dem Mangel vollständig zustimmen zu können, müssen wir ihn erst einmal richtig fühlen, wir müssen das Loch zulassen. Ansonsten wird sowohl unsere persönliche als auch unsere spirituelle Entwicklung ins Stocken geraten.

Vertrauen und Annehmen

Natürlich ist menschliches Reifen viel komplexer als ein Schema und wir wissen nie genau, auf welcher Ebene sich der nächste Reifeschritt vollziehen will. Was bleibt uns da anderes übrig, als uns der natürlichen Intelligenz unseres Wachstumsprozesses anzuvertrauen? Das Leben führt uns auf seine eigene Weise und es wäre vermessen, wollten wir unsere Entwicklung vorhersagen oder gar kontrollieren. Das würde auch dem großen Reifeschritt widersprechen, der darin liegt, uns dem Lebensfluss vertrauensvoll hinzugeben.

Daher gibt es im personalen, wie im transpersonalen Bereich nur *eine* innere Haltung, die uns Schritt für Schritt öffnen und wachsen lässt, nämlich Annahme. Es gilt, uns annehmend für unsere personalen Bedürfnisse und Löcher zu öffnen, genauso wie für die Grenzen, denen wir im Leben begegnen. In dem Maße wie unsere Fähigkeit zur Annahme wächst, werden wir ohne Anstrengung und ganz natürlich in all unserem Potenzial als Mensch wachsen.

Ken Wilber

geb. 1949, Biochemiker, intensives Privatstudium in Philosophie, Psychologie sowie der westlichen und östlichen Weisheitslehren; langjährige Schulung in der Zen-Meditation, Colorado/USA.

Pionier eines ganzheitlichen Weltbildes, in dem sich philosophische und spirituelle Weisheitslehren weltweit sowie die Erkenntnisse der westlichen Psychologie und Naturwissenschaft zu einer Gesamtschau verbinden. Vordenker der Transpersonalen Psychologie; Autor zahlreicher Veröffentlichungen zu fachübergreifenden Themen über Bewusstsein und Wirklichkeit.

Religion, Mystik und Therapie im Spektrum des Bewusstseins – ein Interview [57]

Einleitung

Der nachfolgende Text stammt aus einem Interview, das die Psychologin Edith Zundel (EZ) mit Ken Wilber (KW) über Themen aus dem Grenzgebiet zwischen Psychotherapie und Spiritualität führte (siehe Quellenangabe unter Fußnote 1). Der Text gibt nur bestimmte Passagen dieses Interviews wieder. Es geht darin vor allem um Fragen der Transpersonalen Psychologie, einer Richtung der Psychologie, in der die spirituelle Dimension menschlicher Bewusstseinsentwicklung – unabhängig von einem bestimmten religiösen Bekenntnis – in besonderer Weise berücksichtigt und reflektiert wird.

Ken Wilber hat in seiner fachübergreifenden Zusammenschau spiritueller und psychologischer Erkenntnisse ein Modell des Bewusstseins entwickelt (Spektrum des Bewusstseins), in dem er mehrere Ebenen der menschlichen Entwicklung voneinander unterscheidet. Vor dem Hintergrund dieses Modells bringt er Mystik und andere Bewusstseinszustände, Spiritualität und Psychotherapie in Beziehung. Außerdem versucht er verschie-

*dene Vorstellungen und Ausdrucksformen von Religiosität den
jeweiligen Ebenen des Bewusstseins zuzuordnen und damit
erklärbar zu machen.*

Mit der Frage, ob der infantile Verschmelzungszustand eine Art
Vorform der Mystik sei, hatte Edith einen in transpersonalen
Kreisen besonders heiß umstrittenen Punkt berührt. Ich selbst
hatte früher diese Auffassung vertreten und sogar einige Essays
darüber geschrieben. Jetzt fand ich sie völlig unhaltbar, ja är-
gerlich, denn sie besagt ja, dass Mystik in gewisser Weise ein
regressives Unterfangen ist. Und auf diese Schlussfolgerung
reagierte ich geradezu allergisch.

KW: Nur weil der Säugling den Unterschied zwischen Subjekt
und Objekt nicht kennt, glauben diese Theoretiker, hier eine Art
Unio mystica feststellen zu können. Nichts davon! Der Säugling transzendiert Subjekt und Objekt nicht etwa, sondern kann
sie bloß nicht auseinander halten. Mystikern ist der herkömm-
liche Unterschied zwischen Subjekt und Objekt vollkommen
klar, nur sind sie sich darüber hinaus einer größeren Identität
bewusst, in der Subjekt und Objekt zusammenfallen.

Außerdem erstreckt sich die mystische Vereinigung auf *alle*
Ebenen des Daseins, die physische, die biologische, die mentale
und die spirituelle. Der infantile Verschmelzungszustand dagegen ist lediglich die Identität mit der stofflichen oder sensomotorischen Ebene. Wie Piaget sagte: „Das Ich ist hier gleichsam
ein materielles." Das ist keine Vereinigung mit dem All und hat
überhaupt nichts Mystisches.

*EZ: Immerhin haben wir im infantilen Verschmelzungszustand
die Einheit von Subjekt und Objekt.*

KW: Nein, das ist nicht Einheit, sondern Undifferenziertheit.
Einheit bedeutet, dass mindestens zwei getrennte Dinge zu einer höheren Ganzheit vereinigt werden. Für den Säugling gibt
es keine zwei Dinge, nur globale Undifferenziertheit, und was

nicht erst einmal differenziert ist, kann man kaum zu einer höheren Ganzheit vereinigen. Im Übrigen, selbst wenn wir sagen, das infantile Stadium sei die Vereinigung von Subjekt und Objekt, bleibt es dabei, dass das Subjekt hier ein bloß sensomotorisches Subjekt ist, nicht differenziert von einer sensomotorischen Welt: Es ist kein Subjekt, das alle Ebenen in sich zu einem Ganzen gefügt und sich mit allen höheren Welten vereinigt hat. So gesehen ist das infantile Stadium keineswegs die Vorform der mystischen Vereinigung, sondern eher ihr genaues Gegenteil, der Ort der größten Entfremdung oder Entfernung von allen höheren Ebenen und Welten.

Deshalb sagen die christlichen Mystiker, dass wir in Sünde oder in der Trennung und Entfremdung *geboren* werden; Sünde ist nichts, was wir *tun,* nachdem wir geboren sind, sondern wir sind von der Geburt, von der Zeugung an in der Sünde, und das lässt sich nur durch Wachstum, Entwicklung, Evolution überwinden – von der Materie über den Verstand zum Geist. Der infantile Verschmelzungszustand ist der Ausgangspunkt dieser Entwicklung, keine Vorwegnahme ihres Zielpunkts.

EZ: Hat das etwas zu tun mit dem, was Sie „Prä/Trans-Verwechslung" nennen?

KW: Allerdings. Die frühen Entwicklungsstadien sind insofern präpersonal, als ein gesondertes und individuelles persönliches Ego sich noch nicht gebildet hat. Die mittleren Entwicklungsstufen sind die persönlichen oder ego-zentrierten. Die höchsten Stufen sind transpersonal oder ego-überschreitend.

Mir geht es darum, dass die „Prä"- und die „Trans"-Stadien häufig verwechselt werden, weil sie sich oberflächlich ähneln. Haben Sie den präpersonalen infantilen Verschmelzungszustand erst einmal mit der transpersonalen mystischen Vereinigung gleichgesetzt, müssen Sie einen der beiden folgenden Schlüsse ziehen. Entweder Sie erheben den infantilen Zustand zur mystischen Vereinigung, oder Sie behaupten von aller Mystik, sie sei nichts als Regression zum infantilen Narzissmus und ozeanischen Adualismus. Jung und die Romantiker tun, verallgemeinernd gesagt, ersteres – sie erheben Prä-Ego- und prärationale Stufen zu ego-überschreitender und transrationaler Glorie. Freud und seine Nachfolger tun genau das Gegenteil – sie führen alle transrationalen Trans-Ego-, alle echten mystischen Zustände auf prärationale Prä-Ego-, auf infantile Zustände zurück. Beide Lager haben nicht völlig unrecht, aber keins von beiden erkennt den Unterschied zwischen „prä" und „trans". Es *gibt* echte Mystik, und sie hat überhaupt nichts Infantiles an sich. (...)

EZ: In gewissem Sinne haben Sie damit meine Frage nach der Beziehung zwischen Psychotherapie und Meditation schon beantwortet. Durch die Skizzierung des Bewusstseinsspektrums haben Sie beiden ihre Rolle schon zugewiesen.

KW: In groben Zügen ja. Lassen Sie mich noch ein paar Einzelheiten hinzufügen. Zunächst: Meditation ist *nicht,* wie etwa die Psychoanalyse, eine Aufdeckungstechnik. Es geht hier nicht in erster Linie darum, die Verdrängungsschranke zu heben und den Schatten ans Licht zu bringen. Das *kann* geschehen, aber es kann auch ausbleiben. Das Hauptziel ist vielmehr, das ego-zentrierte Geschehen überhaupt zu suspendieren, damit das ego-überschreitende oder transpersonale Bewusstsein sich bilden kann und schließlich der Zeuge[58], das Selbst, entdeckt wird.

Anders gesagt, Meditation und Psychotherapie zielen auf ganz verschiedene Ebenen der Psyche ab. Zen beseitigt nicht unbedingt Neurosen, und das ist auch nie sein Zweck gewesen. Man kann sogar ein ziemlich starkes Zeuge-Bewusstsein entwickeln und trotzdem noch neurotisch sein. Sie sind dann aber einfach Zeuge Ihrer Neurose und können dadurch ganz gut mit ihr leben – aber die Neurose selbst ist damit nicht bereinigt. Ein derangiertes Gefühlsleben heilt Zen ebenso wenig wie einen gebrochenen Knochen. Dazu ist es nicht da. Ich selbst weiß aus eigener, bitterer Erfahrung, dass Zen mir sehr geholfen hat, mit meinen Neurosen zu leben, aber losgeworden bin ich sie dadurch keineswegs.

EZ: Das ist die Aufgabe der Aufdeckungstechniken.

KW: Genau. Es gibt in der sehr umfangreichen mystischen und kontemplativen Literatur der Welt so gut wie nichts über das dynamische Unbewusste, das verdrängte Unbewusste. Seine Entdeckung kann das moderne Europa weitgehend für sich allein beanspruchen.

EZ: Aber wenn man eine meditative Praxis aufnimmt, kommt es vor, dass verdrängtes Material plötzlich an die Oberfläche dringt.

KW: Ja, wie gesagt, das kann passieren, aber es kann auch ausbleiben. Ihr genereller Halt an Ihrem Ego lockert sich so weit, dass Sie es vorübergehend ganz fallen lassen können – aber nicht lange genug, um alle Teile des Ego zu lösen, etwa die Verdrängungsschranke. Wenn also die Verdrängungsschranke im Zen umgangen werden kann, dann muss wohl der Wirkmechanismus des Zen in etwas anderem als bloßer Aufdeckung bestehen. Aufdeckung, kurz gesagt, ist im Zen Nebensache.

Zum anderen können Sie Aufdeckungstechniken noch und noch anwenden und werden doch nicht erleuchtet, finden nicht zu Ihrer höchsten Identität. Freud war nicht Buddha, Buddha war nicht Freud, glauben Sie mir.

EZ: (Lacht) Ja, verstehe. Heißt das, Sie empfehlen den Menschen, Psychotherapie und Meditation komplementär anzuwenden und beide ihren jeweiligen Zweck erfüllen zu lassen?

KW: Genau das! Beide sind sehr wirksame Techniken, nur haben sie ihren Wirkungsbereich auf verschiedenen Ebenen des Bewusstseinsspektrums. Es gibt allerdings durchaus Überschneidungen und Gemeinsamkeiten. Die Psychoanalyse zum Beispiel, bei der „freischwebende Aufmerksamkeit" eine Vorbedingung der freien Assoziation ist, schult in gewisser Weise die Fähigkeit des reinen Betrachtens. Darüber hinaus jedoch sind die beiden Techniken grundverschieden, auf ganz verschiedene Bewusstseinsdimensionen ausgerichtet. Meditation kann die Psychotherapie unterstützen, weil sie das Zeuge-Bewusst-sein festigt, und sie kann bei der Bereinigung mancher Probleme eine Hilfe sein. Psychotherapie kann die Meditation fördern, indem sie das Bewusstsein von seinen Verdrängungen und aus seiner Verstrickung in die niederen Ebenen befreit. Darüber hinaus jedoch sind Ziele, Methoden und Dynamik völlig verschieden.

EZ: Eine letzte Frage ...

Edith stellte ihre Frage, aber ich hörte nicht zu. Ich beobachtete die Eichhörnchen, die sich eben wieder mal in der Tiefe des Waldes verloren. Warum hatte meine Fähigkeit, den Standpunkt des Zeugen einzunehmen, mich so ganz und gar verlassen? Fünfzehn Jahre Meditation mit mehreren – von meinen Lehrern bestätigten – Kenshō-Erfahrungen[59] – wo war das alles hin, wo waren die Eichhörnchen von ehedem?

Natürlich spielte dafür manches von dem eine Rolle, was ich Edith gerade erzählte. Meditation heilt nicht unbedingt den Schatten. Zu oft hatte ich mich mit Meditation an der Persönlichkeitsarbeit vorbeigedrückt, die zu tun gewesen wäre. Ich hatte Zazen[60] benutzt, um irgendwie die Neurose zu überlisten, und das tut Zazen einfach nicht. Jetzt war ich dabei, diese Dinge zurechtzurücken ...

EZ: Sie sagen, dass jeder Ebene des Bewusstseinsspektrums ein bestimmtes Weltbild innewohnt. Könnten Sie kurz erklären, was Sie damit meinen?

KW: Der Grundgedanke ist dieser: Wie würde die Welt aussehen, wenn Sie nur die kognitiven Strukturen *einer* Ebene hätten? Die Weltbilder der neun Ebenen tragen die Bezeichnungen archaisch, magisch, mythisch, mythisch-rational, rational, existenziell, psychisch, subtil und kausal. Ich gehe sie kurz durch.

Wenn Sie nur die Strukturen der ersten Ebene haben, sieht die Welt ziemlich undifferenziert aus, eine Welt der *participation mystique,* globale Verschmolzenheit, Adualismus. Archaisch nenne ich diese Ebene einfach wegen ihrer primitiven Natur.

Wenn die zweite Ebene Konturen gewinnt und Bilder und frühe Symbole sich entwickeln, differenziert das Ich sich von der Welt, ist jedoch – in einem Quasi-Verschmelzungszustand – immer noch sehr eng an sie gebunden und meint daher, es könne sie durch bloßes Denken oder Wünschen auf magische Weise beeinflussen. Ein gutes Beispiel dafür ist Voodoo. Ich mache ein Bild von Ihnen, steche einen Dorn hinein und denke, dass Sie dadurch verletzt werden. Der Gegenstand und sein Abbild sind nicht klar differenziert. Das ist das magische Weltbild.

Auf der dritten Ebene sind Ich und Nicht-Ich voll differenziert, der magische Glaube stirbt ab und an seine Stelle tritt mythischer Glaube. Ich selbst kann die Welt nicht mehr herumkommandieren, aber Gott kann es, wenn man weiß, wie man ihn rumkriegt. Wenn ich meine persönlichen Wünsche erfüllt haben möchte, muss ich bestimmte Gesuche und Gebete an Gott richten, und dann wird Gott die Sache für mich erledigen und die Naturgesetze durch Wunder außer Kraft setzen. Das ist das mythische Weltbild.

Ebene vier bringt die Fähigkeit zu konkreten Operationen und Ritualen mit sich. Wenn ich merke, dass meinen Gebeten nicht immer entsprochen wird, versuche ich, die Natur so zu manipulieren, dass die Götter zufrieden sind und sich dann für mich ins Mittel legen. Zu den Gebeten lasse ich kunstvoll aufgebaute Rituale ablaufen, die ganz und gar darauf abgestellt sind, Gott zur Intervention zu bewegen. Historisch gesehen ist das Hauptritual dieser Entwicklungsstufe das Menschenopfer. Wir finden es, wie auch Campbell aufzeigte, bei jeder größeren Zivilisation auf der ganzen Welt. So grausig dieses Ritual ist, das Denken dahinter ist komplexer und komplizierter als das rein mythische Denken; daher die Bezeichnung mythisch-rational.

Wenn sich auf der fünften Ebene das formal-operationale Denken herausbildet, kommt mir der Verdacht, dass der Glaube an einen persönlichen Gott, der sich meiner Ego-Wünsche annimmt, wohl doch nicht so ganz gerechtfertigt ist; nichts spricht auf überzeugende Weise dafür, und jedenfalls kann man sich nicht darauf verlassen. Wenn ich etwas haben möchte, etwas zu essen beispielsweise, schenke ich mir Gebete, Rituale und Menschenopfer und sehe zu, wie ich mir die Sache direkt verschaffen kann. Und dabei gehe ich hypothetisch-deduktiv vor, also wissenschaftlich. Das ist ein großer Fortschritt, aber er hat auch seine Schattenseiten. Die Welt sieht immer mehr aus wie ein ödes Sammelsurium von Materialien, die keinerlei höheren Wert, keinen Sinn besitzen. Das ist das rationale Weltbild, häufig auch wissenschaftlicher Materialismus genannt.

Auf der sechsten Ebene, mit dem Einsetzen der Schau-Logik, wird mir klar, dass zwischen Himmel und Erde mehr Dinge sind, als ich mir in meiner rationalistischen Philosophie hätte träumen lassen. Durch Integration des Körpers wird die Welt „wiederverzaubert", wie Berman sagt. Das ist das humanistisch-existenzielle Weltbild.

Auf der siebten, der psychischen Ebene, sehe ich immer deutlicher, dass wirklich viel mehr Dinge zwischen Himmel und Erde sind, als ich mir hätte träumen lassen. Ich ahne erstmals die eine Göttlichkeit hinter den Erscheinungsformen des Manifestierten, und ich kommuniziere mit diesem Göttlichen – aber das ist jetzt nicht mehr mythischer Glaube, sondern innere Erfahrung. Das ist das psychische Weltbild.

Auf der subtilen Ebene erkenne ich dieses Göttliche unmittelbar und finde zur Vereinigung mit ihm. Hier bleibe ich jedoch noch dabei, dass die Seele und Gott zwei verschiedene ontologische Entitäten sind. Das ist das subtile Weltbild – es gibt eine Seele und einen transpersonalen Gott, aber zwischen ihnen noch einen feinen Unterschied.

Auf der kausalen Ebene löst sich dieser feine Unterschied auf, und damit ist die höchste Identität realisiert. Das ist das kausale Weltbild, das Weltbild des *tat tvam asi,* „du bist Das". Reiner, nicht-dualer Geist, nicht im Widerspruch zu irgend etwas und daher überhaupt nichts Besonderes.

EZ: Jetzt verstehe ich, weshalb Sie in Ihren Büchern immer sagen, dass die in der Neuzeit aufgekommene Rationalität, obwohl sie stets wacker über die Religion hergezogen ist, eigentlich doch eine sehr spirituelle Entwicklung darstellt.

KW: Ja, in dieser Hinsicht stehe ich unter den Religionssoziologen offenbar ziemlich allein da. Diesen Wissenschaftlern, glaube ich, fehlt eine detaillierte Landkarte des gesamten Bewusstseinsspektrums. Kein Zweifel, Rationalität und Naturwissenschaft – Ebene fünf – haben das archaische, das magische und das mythische Weltbild transzendiert und demontiert und viele Wissenschaftler beklagen das, weil sie denken, damit seien Spiritualität und Religion *überhaupt* beseitigt worden. Sie haben offenbar kein rechtes Verständnis für mystische Religiosität, und deshalb sehnen sie sich zurück nach der guten alten mythischen Zeit vor der Wissenschaft, nach der guten alten prärationalen Zeit, wo es noch „echte" Religion gab. Aber Mystik ist transrational und liegt deshalb in unserer kollektiven Zukunft, nicht in unserer kollektiven Vergangenheit. Wissenschaft und Rationalität schlagen uns meiner Meinung nach nur unsere unreifen prärationalen Anschauungen aus der Hand und schaffen damit Raum für die genuin transrationalen Einsichten der höheren Entwicklungsstufen, die transpersonalen Stufen echter mystischer und kontemplativer Entwicklung. Sie nehmen uns das Magische und Mythische weg, damit das Psychische und Subtile sich entfalten kann. In diesem Sinne sind Wissenschaft und Rationalität ein sehr gesunder, sehr evolutionärer, sehr notwendiger Schritt auf dem Weg zur spirituellen Reife. Rationalität ist das Hinstreben des Geistes zum Geist.

Und hierin liegt auch der Grund dafür, dass so viele große Wissenschaftler auch große Mystiker waren. Das gehört ganz natürlich zusammen: Die Wissenschaft der äußeren Welt vereinigt mit der Wissenschaft der inneren Welt, die wahre Begegnung von Ost und West.

Silvia Ostertag

geb. 1942, Musikstudium und Konzerttätigkeit, Lehrerin für Atemtherapie, Ausbildung in Initiatischer Therapie (Karlfried Graf Dürckheim und Maria Hippius-Dürckheim); Begründerin des „Initiatischen Gebärdenspiels nach Silvia Ostertag®"; Buchautorin.

Zen-Meisterin der Sanbô Kyôdan-Schule (Schulung unter Willigis Jäger) mit eigenem Zentrum in Seeg im Allgäu.

Meditation und die Auseinandersetzung mit der dunklen Seite der Seele

Wenn man sich umschaut in den Leidensbildern, welche die Medien uns alltäglich vor Augen führen – ob wir sie sehen wollen oder nicht –, dann weiß man nicht, wo man die Grenzen ziehen will zwischen Naturkatastrophen (zu denen ich auch das Aufkommen eines neuen Virus rechne) und den offensichtlichen Folgen politischer und gesellschaftlicher Entscheidungen. Grauen von körperlichem Schmerz, von seelisch-geistiger Qual, von sozialem Leid allüberall. Wer soll geheilt werden: Die Natur von den ihr zugefügten Schäden? Der Täter-Mensch von seiner ausnützerischen Einstellung? Der Opfer-Mensch von seinem Weh? Diese *und* jene Seele von ihrer Einsamkeit?

Wenn ich mich umschaue in meinem näheren Umkreis, wenn ich Verwandte und Freunde betrachte, Kursteilnehmer und Schüler, dann findet sich in vielen Schicksalen schweres und schwerstes Leid auf allen Ebenen: Krankheiten, Beziehungstragödien, berufliche Dramen, soziale Bedrängnis, spirituelle Not.

Wenn ich mich umschaue in meiner eigenen Seele und meinen bisherigen Entwicklungsweg betrachte, so zähle ich mich zu denen, die im Hinblick auf Katastrophensituationen und schweres Schicksal davon gekommen sind. Als Schweizerin,

1942 geboren, habe ich vom Krieg so gut wie nichts zu spüren bekommen. Ich habe auch nie zu den Hungernden gehört und nicht zu denen, deren Familie ein tragisches Unglück getroffen hätte. Manchmal befällt mich eine Art Scham, wenn ich so auf mein mildes Schicksal blicke. Die Scham weicht, wenn ich von mir weg auf die Notleidenden schaue, wenn der Eindruck des Davongekommenseins dem Mitgefühl weicht, und wenn eine tiefe Achtung vor dem Geheimnis des Leidens mich erfasst.

Nicht, dass ich meine, keine Probleme gehabt zu haben. Das ist etwas ganz anderes. Ich hatte, kompliziert wie ich geboren bin, dieses und jenes Problem zur Genüge. Eines allerdings war mein Hauptproblem, nicht festzumachen an familiärer Situation, auch nicht an äußeren Konstellationen meines Lebens. Es war eine ständige Unruhe, eine mich tief bewegende Sorge, am wirklichen Leben vorbei zu leben und nicht wahrzunehmen, was mit mir gemeint sei.

Wie viele Nächte lag ich wach, als Kind und Jugendliche, und träumte – nicht von spannenden Abenteuern, nicht von einer Paradiesgeschichte – nein, träumte davon, einmal *nicht* zu träumen; ahnte, dass dieser Augenblick, so wie er war, etwas ganz anderes in sich barg als das, was er mir gerade war. Damit fühlte ich, dass ich selber nicht wirklich ich selbst war, empfand mich unheil, sehnte mich nach etwas, was ich nicht hätte benennen können und was ich doch von manchen besonderen, wenngleich flüchtigen Momenten her zu kennen meinte.

An der Schwelle zur Pubertät brachte ein unerwartetes Erleben mich zu einem beginnenden Erwachen in eben jene Wirklichkeit, die, im Nachhinein gesehen, die ganze sehnende Unruhe erwirkt zu haben scheint. Was ich erlebte, war ein Ton.[61] Als Zuhörerin nahm ich teil an einem Kurs, den der Cellist Pablo Casals leitete. Ein Student hatte Beethoven gespielt. Casals sagte ein paar freundliche Worte und nahm dann sein Instrument zur Hand. Natürlich erwartete ich voller Spannung, dass er nun aus der eben gehörten Sonate etwas spielen werde. Aber er probierte wohl erst einmal die Bogenspannung auf der leeren Saite. Und so spielte er gerade nur einen Ton. Er galt noch nicht, dieser Ton. Er gehörte noch nicht zum Unterricht. Aber für meine Ohren sprengte er alles, galt er alles, dieser eine einmalige Ton. Ich war erschüttert bis in die Knochen und ich war mir ganz sicher, dass es sich um ein kosmisches Ereignis handelte, so dass alle Menschen im Raum von derselben gewaltigen Erfahrung getroffen sein mussten. Aber so war es nicht. Während für mich alle Dinge schlagartig ein ganz anderes Gesicht bekommen hatten – ihr wahres Gesicht, hätte ich gesagt –, während danach jeder Ton dieser eine Ton war, während danach meine Bewegungen leicht waren, als geschehe ich ohne mich, während mir Laute wie Farben entgegen leuchteten und sich nicht unterschieden von dem einen Ton, der längst verklungen war, bemerkte ich allmählich, dass für die Menschen um mich herum alles war wie vordem, ganz normal. Das machte mich traurig, und irgendwann machte es mich gar zweifeln an dem, was ich erfahren hatte, obschon es ganz genau das war, nachdem ich mich stets gesehnt hatte, obwohl ich selbst in dieser Erfahrung fraglos war, obwohl ich gleich hätte sagen können: Das ist gemeint. Das ist mit mir gemeint: dieser Ton ist ich. Ich bin selber dieser Ton.

Heilt ein Erleben, das in spirituelle Dimensionen führt?

In jenem Eintauchen in wahre Wirklichkeit erfuhr ich so zum ersten Mal das Heile selbst, das schon immer Heile meiner selbst. Hat es mich geheilt? Ja und Nein. Für einen Augenblick, für Stunden, nein, für ein paar Tage danach hat es mich heil gemacht. Wie denn? Da gab es nichts zu heilen. Da sah ich, da hörte ich, da schmeckte ich, da wusste ich, wie vollkommen heil alles immer war und ist. Ich wusste es ganz und gar, ein paar Tage lang. Dann verging es, das aktuelle Erfahren, und ich wusste nur noch, dass ich es gewusst hatte. Die Erinnerung wirkte weiter, aber nicht in dem Sinn, dass ich diese weiterhin als heilend erfahren hätte. Eher im Gegenteil. Eher fühlte ich mich weniger heil als zuvor. Ich war nach und nach zurückgefallen in die „gewöhnliche" Realität, ich hatte dieses und jenes Problem wie ehedem, aber vor allem war die Unruhe wiedergekehrt, wohl anders, doch nicht minder, denn ich kannte nun, wohin sie wies; und gerade darum schien es absurd, nicht dort zu sein, in jenem Selbstverständnis, in jener Verfassung, in der alle Dinge sich selbst verstanden. Ich konnte es nicht wieder herholen, es nicht wiederholen, es war nicht wiederbringlich, es schien unwiederbringlich verloren. Eine Art Schuldgefühl, ein Gefühl, mich mir selber schuldig zu bleiben, gesellte sich zu der Sehnsucht, mit der ich mich nur immer mehr von der Möglichkeit des Eintretens in das eigentliche Jetzt entfernte.

Man schickte mich zum Psychiater, der meinte, ich solle mehr auf die Erde kommen, solle diesen Tisch da anfassen, solle die Realität sehen und sie mir genug sein lassen; solle froh sein, dass ich keine anderen Probleme hätte. Ob ihm denn seine Lebensrealität genüge, fragte ich ihn zurück, ob er sich nicht selber auch manchmal nach dem Eigentlichen sehne? Sehnsucht und Träume gehörten hin und wieder zum Leben dazu, versuchte er, mich – und vielleicht auch sich selbst – zu trösten. Aber es blieb doch von dem ersten öffnenden Erleben nicht nur Verzweiflung und die Einsamkeit im Unverstandensein, sondern es begann eine aktive Suche, die heilsame Suche nach einer Verfassung, in der ich von dem Eigentlichen wieder etwas fände, von dem Klaren und Einfachen, von dem Erfüllenden und Versöhnenden, von dem Wahren.

Vielen Menschen mag es so ergehen, dass eine Erfahrung, dramatisch oder leise, auf diese oder jene Weise ihre Wirklichkeitssicht radikal umgebrochen hat; aber, so paradox es klingt, man selbst hat sich dadurch noch lange nicht dem Erfahrenen entsprechend mitgewandelt. Zum einen scheinen sich die Sinne, die das Eigentliche wahrgenommen hatten, wieder zu verschließen. Zum anderen scheinen die Denk- und Fühlgewohnheiten, all die alten Reaktionen einfach zu stark, um die anstehende Integration der Erfahrung in das alltägliche Leben zu erlauben. Und doch – worum sonst sollte es gehen? Will man das Erfahrene wie Urlaubsfotos herumreichen und sagen: schau, dort war ich!? Je mehr man an der alten Erfahrung hängt oder sich gar damit aufbläht, öffentlich oder insgeheim, um so weiter entfernt man sich von der Chance, sich von dem Erfahrenen weiter führen zu lassen und das offene Tor im Jetzt wiederzufinden.

Es ist gut, wenn man in einer solchen Situation einen spirituellen Lehrer und eine spirituell ausgerichtete Praxis findet. Ich hatte die Chance, schließlich Karlfried Graf Dürckheim zu begegnen, und damit auch zu der heilenden Übung des Sitzens in der Stille zu finden. Ob man in einer spirituellen Not auf einen Augenblick des verheißungsvollen Getroffenseins zurückblickt oder „nur" ahnend auf das zu Erfahrende vorausblickt, notwendig ist in jedem Fall eine Übung, in welcher man sich unvoreingenommen dem schon immer Heilen aussetzt und sich so dem gerade jetzt Heilenden öffnet, immer wieder und immer neu, ohne auf vergangene Erhellungen zu schauen oder auf zukünftige Erleuchtung zu lauern.

Die dichteste Form solcher Übung, die ich kenne, ist das Sitzen in der Stille. Dieses besteht darin, dass man still sitzt, eine ganze Weile, in äußerlich stiller und wacher Haltung und in innerer stiller und wacher Sammlung. Um die Sammlung in Richtung Stille zu fördern, kann man der Aufmerksamkeit einen Bezugspunkt geben, man kann zum Beispiel innerlich auf das Atemgeschehen schauen, bis man mit diesem ganz und gar mitgeht, bis man Stille aus- und einatmet, bis die Stille einen durch und durch atmet.

In solcher Übung geht es nicht darum, etwas immer besser zu können, sondern sich mit einer gleich bleibenden Übungsform auseinander zu setzen, in der man herausgefordert wird, sich auf nichts anderes als Stille einzulassen und damit diesem Nichts der Stille zu begegnen. Man wird das Auf und Ab der Stimmungen und die damit verbundene Wechselhaftigkeit der Sammlung wahrnehmen. Wenn man sich in diese Dynamik nicht dadurch hineinverstrickt, dass man sich auf ein mögliches Gleichmaß fixiert, wenn man dem ständigen Wechsel einfach zuschaut und sich begnügt, aufrichtiger Zeuge davon zu sein, wird man mit der Zeit mitten in der Veränderung dem Unwandelbaren begegnen, und man wird dieses als ungetrennt erleben von dem, was gerade *so* kommt und *anders* geht. Man wird sich selbst als eins erfahren mit diesem unwandelbar Einen, das so und so erscheint. Man wird aus solchem Einssein mit dem Einen immer mehr das Eine in allem Anderen entdecken, wird sich selber so immer mehr einig erleben mit dem, was anders ist und mit denen, die ganz anders sind als man selbst. Und man wird sich wundern, wogegen man einst gekämpft hat, in sich selbst und im Bild des Feindes. Man wird staunen, wie aus dem Stillsein neue, das heißt, kreative Handlung aufkommt, welche die tötenden Gewohnheiten sanft ablöst. Mit der Zeit.

Was das „mit der Zeit" bedeutet, lässt sich nicht voraussagen. Mir hat es sich in meinem ersten Versuch der Stilleübung angesagt. Denn wenn diese Übung auch das Einfachste ist, was man sich vorstellen kann, so bewirkt sie doch nicht unbedingt einen glatten Zugang zu der ersehnten Verfassung, sondern konfrontiert einen womöglich sofort oder auch nach und nach mit allem Unverarbeitetem und mit gerade denjenigen Anteilen der Person, die man nicht wahrhaben möchte, und die darum, so lange man innerlich laut ist, leicht zu überhören sind.

So war bei meinem ersten Sitzen in der Stille, das in einer Gruppe um Graf Dürckheim stattfand, von Stille keine Spur.[62] Was ich erinnere, ist Angst. Es war nicht nur eine einzige Angst. Es waren, im Nachhinein gesehen, verschiedene Schichten von Angst.

Zunächst war es dies Unbegrenzte, dieses unbegrenzt Stille, das schon von dem sonderbaren Schweigen im Raum auszugehen schien – die Menschen, die sich da bereits stumm auf ihren Kissen eingerichtet hatten – dies stille, unendlich Weite, das sich mir alsbald von innen ankündigte, als ich mich dann selbst reglos sitzend vorfand und eben einfach nur Angst verspürte.

Dieses unendlich Stille und Weite. War es nicht genau das, was ich suchte? Womöglich schon, ganz sicher sogar, aber nicht jetzt – nicht gerade jetzt, nicht so. Es war, als ob es mich zöge, hineinzöge in etwas Stilles und Weites. Hell hätte ich es genannt, wenngleich sich keinerlei optische Wahrnehmung mit der Empfindung verband. Es war, als könnte ich ihm gar nicht widerstehen, als müsste ich verloren gehen in dem Stillen, in dem Weiten, in dem Unbegrenzten, das da zog.

Wie mich wehren?

Kein Laut, an dem ich mich hätte halten können. Heimlich schaute ich mich um. Wie um mich zu vergewissern, dass alles noch war, wie es war. Ganz normal. In Grenzen. Ja, so war es noch. Jedes Ding hatte seine Form, seine Grenze. Jede mitsitzende Gestalt ihre Kontur. Auch ich saß da auf meinem schwarzen Kissen, ganz normal. Ich in meiner Grenze. Ich hätte nicht sagen können, woran ich diese festmachen konnte, aber ich fühlte sie, diese festgemachte Grenze. Diese Ich-Grenze.

Damit war – auf einmal – eine nächste Angst da. Nicht vor etwas, was sich erst ankündigte, was zog, was werden wollte. Nicht vor etwas Kommendem, sondern angesichts dessen, was war. Was war denn? Eine Hosenfalte war. Gerade so, wie sie war, ganz normal. Meine Hände waren. Sie waren so, wie sie da eben ineinander lagen. Immer noch. Unverändert. Genau so. Wie gebunden, wie festgenagelt. Wie ich. Ich selber wie gebunden, an meine Haltung, an mein So-Dasitzen, an mein Dasein, an mich. Wie festgenagelt. An So-Dasein, an Sosein. Ich konnte nicht anders, als so zu sein, so dazusein, so, wie ich war. Das Wie – das war es nicht, das spielte keine Rolle. Nicht die Art des So war beängstigend, sondern die Festigkeit eines So, eines So-Da. Also doch eine Art Angst vor etwas, Angst davor, dass es so bleibt. Dass das So da bleibt. Das ganz Normale, dass es so bleibt.

Wie ausbrechen?

Heimlich schaute ich mich um. Alle Dinge waren geblieben. Waren so geblieben, so da geblieben. Die Mitsitzenden auch. Sie saßen da, ganz normal. Warum brachen sie nicht aus? Nun, das durfte man ja nicht. Im Sitzen in der Stille bewegt man sich nicht. Auch nicht, wenn es einen einmal jucken sollte, oder wenn die Knie schmerzen oder man sonst ein Verlangen hätte, sich zu bewegen. Diese Übungsanweisung, wiewohl Graf Dürckheim sie nicht gebieterisch ausgesprochen hatte, in jenem Moment galt sie mir als absolut.

So kam die nächste Angst. Was, wenn ich mich an die Regel nicht halten konnte? Dieser Gedanke ließ die beiden anderen Ängste verschwinden. Nur noch Angst, mich bewegen zu müssen. Nicht so sein zu können, nicht so bleiben zu können. Mich nicht halten zu können. Schnell und laut zu atmen. Das tat ich schon. Zu zittern. Zu wackeln. Tat ich es schon? Irgendwie zu fuchteln. Ich hielt mich fest und fester. Die Schmerzen breiteten sich entsprechend aus. Vielleicht würde ich bald platzen. Zumindest schreien.

Wo war Hilfe?

Heimlich schaute ich mich um. Wie still und gelassen und friedlich sie alle da saßen. Ich bewunderte sie. Ich hasste sie. Soll doch ein anderer platzen oder schreien! Aber keiner wollte das. Keiner von diesen starren Böcken dachte daran. Ich war die Einzige. Die einzige Unfähige. Die Einzige, die nicht einmal einfach so da sitzen konnte, ganz normal. Ja, so war es. Was auch immer ich sonst können konnte, ich konnte nicht einfach nur so da sitzen, unbewegt, still, konnte nicht einfach nur da sein, ganz normal. Ich schämte mich so sehr.

Damit kam die nächste Angst. Wenn die anderen das bemerkten! Zu meinem Erstaunen – im Nachhinein – vertrieb diese Angst wiederum die vorigen Ängste. Hauptsache, niemand merkte es. Hauptsache, man sah mir nichts an. Als ob jemand heimlich auf mich schaute!

Wie mich verbergen?

Hauptsache, ich gab keinen Laut von mir. Hauptsache, so tun als ob. Tun, als säße ich einfach da, unbewegt. So tun, als sei ich still. Irgendwie kam mir das vertraut vor. Tat ich vielleicht immer, „als ob"? Tat ich nur, als ob ich dieses oder jenes könnte? Tat ich, als ob ich da sei? Tat ich, als ob ich lebte?

Damit kam die nächste Angst. Ich war mir für einen Augenblick ganz sicher, dass ich gar nicht da war. Dass mein Körper nur so tat, als sei er da. In Wirklichkeit war da nichts. Keine Hände. Ich schaute sie an. Keine Hände. Sie tun nur als ob. Nichts. Und mein Atmen? Täuschung. Es tut nur so, als sei es mein Atmen. Es hat nichts mit mir zu tun. Mehr noch. Es tut nur so, als atme es. In Wirklichkeit bewegt sich nichts: alles Stille, unendliche, grauenvolle Stille.

Nein! Herzklopfen jetzt! Nichts als wildes Herzklopfen! Zum Zerspringen. Nächste Angst! Ob man sterben kann am Herzklopfen? Nicht sterben! In solche Angst hinein tönte die Klangschale. Ende. Bitte nie mehr! „Bitte nie mehr!", sagte ich zu Graf Dürckheim. Und doch ahnte ich, dass ich die Spur gefunden hatte, die mich zur Stille führen sollte und damit zu der Wirklichkeit, nach der ich suchte und von der ich wusste, seit ich 13 Jahre alt war und jenen einen Ton gehört hatte.

Es muss nicht jedem so ergehen, wenn er oder sie das erste Mal in der Stille sitzt. Aber viele Menschen machen irgendwann vergleichbare Erfahrungen in ihrem Meditieren, Erfahrungen, die darauf hinweisen, dass die Reise zu dem Erleben der eigentlichen Identität einem die Auseinandersetzung mit den uneigentlichen Identifikationen nicht erspart.

Das zunächst Erstaunliche für den Übenden ist die Angst vor der ersehnten Stille, vor der Stille selbst. Oft sind so genannte Konzentrationsschwierigkeiten nichts anderes als dienliche Mechanismen, um mit umherschweifenden Gedanken die aufkommende Angst vor der Stille abzuwenden. Manchmal, wenn man diese Möglichkeit überhaupt einmal in Betracht gezogen hat und sich innerlich bereit erklärt, auf das gewohnte Ausweichen zu verzichten, ist man von dem Gedankenschwall auf einen Schlag befreit, was nicht bedeutet, dass dann die befürchtete Angst erscheinen muss. Vielleicht ist es gerade dann „nur still".

Warum kann Stille überhaupt bedrohlich werden, weite, helle Stille? Bedrohlich ist, grob gesagt, was stärker scheint als man selbst, so dass es, wenn es will, einem etwas anhaben kann. Ist Stille stark? Groß ist sie, grenzenlos groß, unfassbar ist sie und unfassbar wird man sich selbst, sobald man sich von Stille erfassen lässt. Wenn die Wahrnehmung nicht mehr anstößt an einem Gegenüber, an dem Lauten, an dem zu Unterscheidenden, wenn das Wahrnehmen zusammenschmilzt mit dem Wahrnehmenden und dem Wahrgenommenen, dann fühlt sich solches Gefundenwerden an wie Verlorengehen. Es ist, als ob sich an der Schwelle, an der die Unbegrenztheit als eigene und eigentliche Identität aufscheint – im Gegensatz zu dem Selbstbild, das sich unbewusst herausgebildet hat aus der leidvollen Identifikation mit dem vernunftorientierten abgegrenzten Ich –, als ob sich an solcher Schwelle diese ichfixierende Funktion gegen ihr Überflüssig-Werden wehre, indem sie ein Schauerbild von der unbegrenzten Weite zeichnet, ein Schattenprodukt und Feindbild ihrer selbst.

Was man fürchtet, solange man sich mit dem abgegrenzten Ich identifiziert, ist Chaos, ist, den Verstand zu verlieren oder zumindest die Kontrolle, was noch schlimmer wäre. Ohnmacht. Manche Übenden erleben sich in solchen Momenten auf der Kippe zum tatsächlichen Ohnmächtigwerden. Was man fürchtet ist umzufallen, herauszufallen, den Boden zu verlieren, den Anschluss zu verlieren, vielleicht den Anschluss an Gott, wie man ihn sich vorstellt, sicherlich aber den Anschluss an sich, wie man sich kennt. Man hängt doch offenbar mehr an dem, wie man zu sein meint, so sehr man daran leiden mag, vielleicht hängt man gar um so mehr daran, als man gelitten hat. Solche Selbstverlustangst kann sich steigern bis zur Furcht, wahnsinnig zu werden. Wer garantiert, dass das nicht passiert? Falls eine Tendenz zum Psychotischen vorhanden ist, könnte diese Tendenz einen Schub bekommen dadurch, dass die geübte Kontrolle wegfällt. Aus meiner Erfahrung allerdings erleben Menschen, die in solche Richtung gefährdet sind, eine diesbezügliche Furcht gerade *nicht*! Gleichwohl: wenn ein Übender, zu welchem Zeitpunkt auch immer, an eine solche Schwelle stößt, so braucht er sorgfältige Begleitung. Es gilt, weder sich durch die Furcht hindurch zu zwingen, noch dank ihrer zurückzuweichen vor der Schwelle. Es fordert individuelle Unterstützung, auch im Blick auf eventuelle frühere Verlustsituationen, die sich mit diesem grundsätzlichen und „natürlichen" Widerstand des Ichs gegenüber seiner Verwandlung vermischen mögen.

Was hilft?

Zunächst und konkret und immer wieder hilft, im Augenblick der Angst den Kontakt zum realen Boden wahrzunehmen. Die Berührung mit dem Kissen, auf dem man sitzt, oder dem Bänkchen oder Stuhl, den Kontakt zu der Unterlage, auf der die Beine und Füße ruhen; sich in solcher konkreter stofflicher Beziehung zur Erde dasitzen spüren. Darüber hinaus kann dem Übenden auch helfen, außerhalb seiner Meditation auf das erlebte Phänomen in dem oben beschriebenem Zusammenhang und unter individuellem Gesichtspunkt zu schauen und auf diese Weise aus der notwendigen und heilsamen Distanz heraus zu einem neuen Vertrauen in den aktuellen inneren Vorgang zu finden und damit zu der Frieden verheißenden Kraft, die einen wieder in die Übung lenkt.

Für viele Menschen taucht allerdings nicht die Angst vor der Stille als erste „Störung" auf, wenn sie sich dem Meditieren widmen wollen, sondern die Herausforderung durch die disziplinierte Übungsform und Übungsregelung mag eine überraschende Reaktion zu Tage bringen: ein sich Auflehnen gegen die „Starrheit" der aufrechten unbewegten Haltung, gegen das Gebundensein an unsinnig erscheinende Regeln, meist verbunden mit einem inneren Aufstand gegen die Persönlichkeit, welche die Übung leitet oder sie einem empfohlen hat. In solchem Widerstand drückt sich, grundsätzlich gesehen, die Angst vor der Unentrinnbarkeit der eigenen Bedingtheit aus. In dem Moment, in dem man weder durch äußere Bewegung noch durch Flucht in Phantasien vor dem „So des Hier und Jetzt" davonläuft, erkennt man klar, dass man selber in diesem Moment wie in jedem anderen gebunden *ist* an das Gesetz des Gewordenseins, gebunden an die eigene Gestalt, an die eigene Geschichte, an die eigenen Reaktionen, gewollte und ungewollte, wie auch gerade an diese Auflehnung! Wenn sich auch Gefühle und Gedanken und alle physischen Zellen ständig verändern, das Gebundensein an Bedingtheit, an Naturgesetz, begleitet uns von der Geburt bis zum Tod. Und es versteht sich von selbst, dass das aktuell empfundene Entdecken dieser Gegebenheit, um die theoretisch jeder weiß, umso schmerzlicher ausfällt, je mehr es sich verbindet mit Erinnerungen an persönliche Erfahrungen von Unterdrückung durch Autoritätspersonen oder Institutionen und sinnlose Regelzwänge. Dann fällt es um so schwerer, den letztlichen Zusammenhang von zeitlicher Bedingtheit und ewiger Unbedingtheit in der eigenen Seele zu erfassen, d. h. wach zu werden für die Erfahrung, wie Augenblick um Augenblick unfassbar Weites und Unwandelbares sich in allem Lebendigen wie auch in uns selbst ausdrückt, indem es sich Raum und Zeit unterwirft, indem es sich selbst in Form und Grenze zeigt und dem Gesetz der sich abwechselnden Gegensätze folgt.

Im Zusammenhang mit der bis jetzt etwas näher beschriebenen Kehrseite des segensreichen Entdeckens der Stille mögen sich im Laufe der Übung noch weitere Schmerzschwellen präsentieren, d. h. Verfassungen auftreten, in denen einen alte Verletztheiten, die man vielleicht längst überwunden glaubte, noch einmal heimsuchen und zu vertiefender Verarbeitung und Versöhnung aufrufen.

Wohl kann es sein, dass man sich gerade angesichts einer alten Wunde, deren Erinnerung in der Stille wach wird, im

Innersten der Seele in Frieden weiß, in einer Unversehrbarkeit gar, in deren Licht das einstige Weh, gerundet und gemildert, ganz zum Boden der friedvollen Verbundenheit gehört. Wohl kann es sein, dass das Ankommen in der Stille Spannungen, die an leidvolle Erinnerungen gebunden waren, nach und nach einfach ausheilt, quasi unbemerkt, d. h. ohne dass dem Übenden zu Bewusstsein käme, um welche Situationen es sich gehandelt haben mag.

Aber es kann auch sein, dass aufwühlende Stimmungen nicht von selber gesunden in der Stille, und dann sollte man nicht meinen, mit noch mehr Konzentration die Sache bewältigen zu sollen und zu können. Dabei bestünde die Gefahr, den auslösenden Faktor durch einen Konzentrationsdruck eher wieder zu verdrängen und sich dazu womöglich mit dem erwarteten oder auch für Momente erfahrenen Frieden in suggestiver Weise zu identifizieren. Heilsamer ist es, die ins Bewusstsein drängenden Konflikte oder Wundstellen exakt zu durchleuchten, gegebenenfalls mit therapeutischer Hilfe, um in einem begleiteten Nacherleben zu einem ausdrücklichen, versöhnenden Ritual zu finden, wie es heute von verschiedenen therapeutischen Methoden angeboten wird.[63] Ansonsten unterstützt man womöglich mit der Meditation die geübte Verdrängung und damit deren Fernsteuerung in den Alltag hinein und wundert sich, dass sich trotz aller meditativer Bemühung die Beziehungsfelder nicht beleben. Umgekehrt wird sich eine heilende Aufarbeitungsmaßnahme mit Sicherheit auf die Sammlungsfähigkeit in der Meditation auswirken. Es ist vielleicht, wie wenn man jetzt erst wagen könnte, sich mit ganzer Hingabe der Stille anzuvertrauen. Und im speziellen Fall einer Loslösung von belasteten Elternbildern wirkt sich diese wahrscheinlich auch aus als Mut und Bereitschaft zur Ablösung von etwaigen alten, bedrohlichen und die religiöse Entwicklung hindernden Gottesbildern.

In meinem eigenen ersten Versuch des Sitzens in der Stille haben sich noch weitere Auseinandersetzungen mit inneren Schattenaspekten angekündigt, vor allem die Konfrontation mit der Polarität von Minderwertigkeitsangst und Mehrwertigkeitswunsch. Natürlich können auch andere Situationen einem die Augen öffnen in Bezug darauf, wie man gerne scheinen und wirken möchte und darauf, was man aus solchem Wunsch als Gegenteil befürchtet. Wenn man die Sache des Meditierens ernst nimmt, wird man einer solchen Auseinandersetzung jedenfalls nicht ausweichen können. Die Erfahrung der Stille kann einen aber über das Erreichen einer aufrichtigen Balance zwischen dem Anerkennen, wo man steht, und dem Blick auf ein weiteres Wachsen hinausführen. In dem ständigen Hineinvergehen in die Stille und Herauftauchen aus der Stille wächst ein Sich-selbst-Wissen, das nichts zu tun hat mit besser oder schlechter. Durch dieses Sich-einmal-so-und-einmal-so-Erfahren zieht sich ein Tiefenwissen um das: ES ist so und so. ES ist dieses So und dieses So. ES ist ich. Schon immer. Gerade jetzt.

Diese Erfahrung befreit von der Meinung, man müsse nur immer noch heller werden, koste es, was es wolle, d. h. koste es die Verdrängung des Schattens. Es geht nicht darum, um jeden Preis lauter Licht zu werden, es geht darum, dass die Bewusstseinsverfassung, in der sich auch das Dunkle und Abgründige als von umfassender Weisheitsordnung und von Liebeskraft durchlichtet zeigt, dass diese Verfassung mehr und mehr das Alltagsbewusstsein durchdringt und in die Alltagshandlung hineinwirkt. Wenn man diesem Prozess, der sich immer mehr wie von selbst voranschiebt, folgt, dann wird man auch die Anderen nicht mit einem oberflächlichen Lichtmaß messen. Wie sollte man Dunkles integrieren, wenn man es zu vermeiden sucht? Carl Gustav Jung sagt es einmal auf lapidare Weise: „Ich bin lieber ganz als gut."

Ich sehe durchaus eine gewisse Gefahr in der Begeisterung für Zen und andere spirituelle Praktiken, sich mit einmal erfahrener Kraft und Helligkeit so zu identifizieren, dass man einer anstehenden Integration des schwachen und dunklen Potenzials in sich selbst weiterhin ausweicht. Damit mag einer wohl Gutes bewirken, vielleicht aber merkt er nicht, wann ihn die Kraft in Richtung manipulativer Macht verführt. Vielleicht merkt er nicht, wie seine Überhelligkeit andere verführt, auch ihrerseits die Reibung mit Schattenanteilen zu verdrängen, so dass sie entweder in einer Identifikation mit ihrem erwünschten Selbstbild stecken bleiben oder, wenn das nicht gelingt, den Schatten ihrer Meister auszuleben haben.

Vielleicht kann man verstehen, was gemeint ist, wenn man zum Vergleich auf eigene oder nahe Familiensituationen schaut und beobachtet, wie Kinder die verdrängten Stimmungen der Eltern gnadenlos auszuleben haben. Je mehr eine Mutter zum Beispiel die Tatsache ihres Ärgers verdrängt, um dem Bild einer guten Mutter zu folgen, umso mehr kann das Kind von der verborgenen Regung betroffen werden. Scheinbar ohne Grund äußert es sich je nach Temperament überraschend aggressiv oder andersherum: Es wird vom eigenen nicht mehr gewagten Ausdruck depressiv. So wie verdrängte Emotionen der Erwachsenen auf diese oder jene Weise von den Kindern zwangsläufig übernommen und unbewusst gelebt werden, so werden vielleicht die verdrängten Emotionen von spirituellen Vorbildern auch von deren Anhängern zwanghaft ausgelebt. Wenn man den Gedanken weiter spinnt oder die Beobachtung weiter gehen lässt, so kommt man zu der Frage, inwiefern wohl manche Kriminalität in einem Zusammenhang steht mit der bestgemeinten Heuchelei der quasi ethisch höher entwickelten und vor allem mächtigeren Umgebung. Das Kind, um auf das Beispiel zurückzukommen, das Kind wäre sofort von seiner Anwandlung befreit, wenn die Mutter sich den eigenen Ärger eingestehen könnte, wenn sie die Reibung klar wahrnehmen würde zwischen dem Aufwallen der dunklen Gemütsbewegung und dem echten Wunsch, das Kind nicht darunter leiden zu lassen. Meine Erfahrung zeigt, dass dieses innere Gestehen, in dem man als ein Zeuge auf die Reibung schaut, ohne dem Ärger freien Lauf zu lassen, die Übertragungswirkung des Ärgers auf das Kind aufhebt. Und gleichzeitig wird in gerade diesem Moment der eigene Integrationsprozess gefördert.

Die Meditationsanweisung aus alter Zeit, man solle als ein Zeuge dem inneren Geschehen zuschauen – wie oft habe ich dies von Willigis Jäger, meinem Zenmeister, gehört –, dieses einfache Gebot gilt es, in den Alltag mitzunehmen und ihm zu folgen. Zuerst wird es sein, als ziehe einen das innerliche Innehalten und Zuschauen aus der unbefangenen Handlung heraus in eine Art unnatürlicher Distanz. Man erlebt den Rückzug wie einen Riss, vielleicht um so stärker, je länger man gerade in Unbewusstheit dahin gelebt hat. Mit der Zeit aber ruft es einen immer öfter mitten im alltäglichen Handeln in den Zeugenstand, auch und besonders, wenn man von einer aufkommenden Emotion wachgerufen wird. Es ruft in ein Innesein, und die Unterbrechung der äußeren Handlung bleibt aus. Während man agiert, zieht man sich zurück und schaut und ist Zeuge, wie ein Schatten sich gerade reibt mit dem in diesem Augenblick erfühlten tiefen Anspruch der aktuellen Situation. Man schaut und sieht es, schaut es an. Sieht hindurch. Und immer wieder zum Erstaunen verwandelt sich die Energie, welche eben noch die Emotion anfachte, durch das aufrichtige Zuschauen von selbst in pure Lebensenergie, in direkte Beziehungskraft, antwortend auf die Herausforderung der alltäglichen Situation. Als ob das Schattige, wenn es als solches anerkannt wird, dem Leben nichts als dienen wolle. Als ob Dunkles immer neu sein wolle, um in der Verwandlung zu zeigen, wie es in seinem Grunde ungetrennt ist von Licht. Hass ungetrennt von Liebe. Als ob Leid sein müsse, um auf tiefstes Heilsein zu weisen.

Mit der Zeit ruft es den Übenden beinahe ohne Unterlass in den „Zeugenstand". Der innere Zeuge mischt sich dann als eine selbstverständliche Achtsamkeit in das Tun im Alltag, er selber scheint zu handeln, zu denken, zu weinen, zu lachen. Oder ist es das Tun, das schaut, das Denken, das sieht? Wer wollte unterscheiden? Lachen und Weinen wird gewahr, wie es lacht und weint. Freude freut sich, Leiden leidet Leid, aber es leidet nicht am Faktum von Hell und Dunkel, nicht leidet es am Mysterium des Leides.

Dorothea und Joachim Galuska

J. Galuska, geb. 1954, Dr. med., Facharzt für Psychotherapeutische Medizin und für Psychiatrie und Psychotherapie, Mitbegründer und Ärztlicher Direktor der Fachklinik Heiligenfeld (für Psychosomatische Medizin, Psychiatrie und Psychotherapie) in Bad Kissingen. Lehrer der Vipassana-Meditation (Achtsamkeits-Meditation in der Tradition von Ayya Khema); Autor, Mitherausgeber der Zeitschrift für Transpersonale Psychologie und Psychotherapie.

D. Galuska, geb. 1964, Physio- und Bewegungstherapeutin, Leitende Therapeutin in der Fachklinik Heiligenfeld; Lehrerin der Vipassana-Meditation (Ayya Khema).

Schwerpunkt der Arbeit in Heiligenfeld ist die umfassende Behandlung seelischer Störungen, in der neben vielfältigen therapeutischen Ansätzen auch die religiöse und spirituelle Dimension menschlicher Entwicklung berücksichtigt wird.

Krisen auf dem religiösen und spirituellen Weg

Die seelische Entwicklung von uns Menschen enthält religiöse und spirituelle Aspekte. Man kann es so verstehen, dass wir Menschen uns in verschiedenen Themenfeldern wie auf verschiedenen Linien gleichzeitig entwickeln. Am wichtigsten sind sicherlich unsere Identität und die Beziehungen, die wir zu anderen Menschen haben. Unsere Identität bezieht sich auf die Frage, wer wir sind, welche Vorstellungen wir von uns selbst haben, welche Rollen wir spielen, wie wir uns selbst steuern usw. Die Beziehungen zu anderen Menschen gründen sich auf die Beziehungen, die wir zu unseren Eltern hatten und die wir später zu anderen Menschen entwickeln, die Bedeutung für uns haben. Weitere solche Themenfelder und Linien sind die Entwicklung unserer Gefühlswelt, die Entwicklung unseres Gewissens und unserer Moral, die Entwicklung unserer Denkfähigkeiten und eben auch die religiöse und spirituelle Entwicklung.

Es gibt sicherlich viele Definitionen und Verständnismöglichkeiten von Religiosität und Spiritualität, und um unsere Ausführungen besser zu verstehen, wollen wir an den Anfang eine Definition stellen: Religiosität und Spiritualität verstehen wir als den inneren Bezug auf etwas Jenseitiges, das der Diesseitswelt, also der mit unseren Sinnen und unserem Geist erfahrbaren Welt, gegenübersteht. Jenseits ist das, was uns überschreitet, also transzendiert, z.B. Gott, das Geheimnis, der Ursprung, das, was nach unserem Tod oder vor unserer Geburt liegt. Religiosität stellt dabei Inhalte unseres Glaubens, eine religiösrituelle Praxis, wie ein Gottesdienst, und eine religiöse Gemeinschaft in den Vordergrund. Spiritualität bezieht sich auf Erfahrungen des Jenseits, also auf so genannte Transzendenzerfahrungen. Diese Erfahrungen werden persönlich gesucht und gemacht, so dass jeder Mensch seine eigene Spiritualität entwickelt, während er in seiner Religiosität von der Kultur, in der er lebt, geprägt und geführt ist.

Wir Menschen entwickeln uns auch seelisch aus der vorgeburtlichen Phase über die Säuglingszeit, das Kleinkind, das Kind hin zum Jugendlichen, zum Erwachsenen und zum älteren Menschen, in allen diesen Feldern und Linien, also auch in unserer Religiosität und Spiritualität. Dabei gibt es auch im Seelischen wichtige Übergänge und Notwendigkeiten des Wandels, wie z.B. in der Pubertät, die uns in der gesamten Persönlichkeit betreffen. Jede Veränderung eines Themas, wie z.B. unser Bezug zu Gott, wirkt sich in allen Feldern aus, auf unser Selbstverständnis, die Beziehungen, die wir in unserem Leben haben, unsere Moral, unsere Gefühlswelt, unser ästhetisches Empfinden usw. Immer dann, wenn Neues entsteht und Neues integriert werden muss, können Krisen auftreten, die die gesamte Persönlichkeit erfassen. Und wenn diese Krisen schwerwiegend sind, erfordern sie eine therapeutische Begleitung durch Fachleute, die qualifiziert und erfahren sind im Umgang mit seelischen Störungen. Denn die Seele von uns Menschen, unser subjektives Inneres, ist immer ein Ganzes und wirkt als eine Einheit.

Wenn dies nicht geschieht und Teile abgespalten werden, Gefühle z.B. nicht mehr gefühlt werden oder ganze Themenfelder ein Eigenleben entwickeln, dann ist die Seele gestört oder krank, wie wir es noch unten ausführen werden. Spirituelle und therapeutische Begleitung gehören also zusammen, weil Spiritualität ein Teil unserer Seele ist. Wir vertreten also ein ganzheitliches Konzept der Zusammengehörigkeit von Religiosität, Spiritualität, Psychologie und Psychotherapie. Spirituelle Krisen sind für uns ein Beispiel für diese Zusammengehörigkeit.

Bewusstseinsinhalte und ihre innere Ordnung

Wir Menschen unterscheiden in unserem Erwachsenen-Bewusstsein die Inhalte unseres Körpererlebens, unserer Sinneswahrnehmung, unserer Gefühls- oder Emotionslage sowie unserer Gedanken, Bilder und Konzepte. All diese Inhalte bestimmen in ihrem Ordnungsgefüge unser Alltagsbewusstsein.

Können wir unser Erleben klar erkennen, sinnvoll ordnen und ein verantwortungsvolles Leben führen, so sprechen wir von einer guten inneren Struktur oder einer integrierten Persönlichkeit. Stehen einzelne Erlebnisinhalte in einem unbewussten Spannungsfeld oder im Widerspruch zueinander, so bezeichnen wir unsere Fähigkeit zur inneren Ordnung als nur mäßig integriert, konflikthaft und in bestimmten Situationen der Herausforderung als störanfällig. Wenn wir unsere innere Welt weitgehend aufgeteilt haben in einerseits positive, uns unterstützende, heile Aspekte und andererseits gefährliche, böse uns bedrohende Anteile, so sprechen wir von einer nur geringen und polarisierenden Ordnungsstruktur, die als Haltung zur äußeren Welt ebenfalls zwischen Idealisierung und Entwertung hin- und herschwankt.

In manchen Menschen bricht das innere Ordnungsgefüge zeitweise völlig auseinander. Wir sprechen von einer psychotischen Dekompensation, wenn sich einzelne Inhalte des Erlebens verselbständigt haben bzw. fragmentieren und ohne logische oder erkennbare Verknüpfung mit anderen Aspekten eine extrem überwertige, manische oder wahnhafte bedrohende Eigendynamik entfalten.

Neben den oben beschriebenen Inhalten unseres Alltagsbewusstseins gibt es aber auch subtile Erlebnisweisen, die uns einen veränderten oder erweiterten Bewusstseinszustand ermöglichen. Wir unterscheiden hier:

1. energetische Wahrnehmungen des Strömens, Pulsierens oder der feinen Wärmeausbreitung im Körper (in manchen Traditionen als Chi- oder Ki-Energie, Meridianlinien des Körpers oder Kundalini-Energie beschrieben) sowie Lichtphänomene von innerer Helligkeit bis zu Lichtblitzen oder Farberlebnissen.

2. außersinnliche Wahrnehmungen: Hellsehen, Synchronizitäten, Medialität, Aura- oder Geisterwahrnehmungen, Telepathie oder Telekinese.

3. transpersonale (über unsere Person hinausweisende) Erfahrungen von essentiellen Qualitäten z. B. reiner Stille, offener unbegrenzter Weite, überfließender Freude, tiefer Demut, göttlicher Verbundenheit u. v. m.

Auch diese Erlebnisweisen wollen erkannt, verstanden und integriert werden. Wir versuchen dies anhand unserer gewohnten inneren Ordnungsstruktur, was zu vielerlei Unbalanciertheiten, Missverständnissen und so genannten spirituellen Krisen führen kann.

Religiöse Krisen

Für jeden inneren Wandlungs- oder Reifungsschritt gibt es spezifische Herausforderungen und Ängste, die zu einer krisenhaften Verarbeitung führen können. Als Kind leben wir in einer reichhaltigen Welt von Bildern und Geschichten. Unsere wesentlichen Beziehungen sind die in unserer Familie. Und weil wir unsere Beziehung zu dem Jenseitigen nur aus unserem Verständnis des Diesseits, also dieser Welt, aufbauen können, stellen wir uns als Kinder das Jenseits ebenfalls mit Kindern und Eltern vor und bewohnt von Wesen, die magische und wundersame Kräfte besitzen. So gibt es z. B. das Christkind, den Weihnachtsmann, die tatsächliche Jungfrauengeburt oder Himmelfahrt. Es gibt Gott als Vater, die Heilige Familie, Mutter Maria usw. Der Erwachsene dagegen denkt abstrakter und rationaler und ist in seinen Beziehungen weniger mit seinen Eltern als mehr mit seinem Partner und gleichwertigem Gegenüber beschäftigt. Gott wird deswegen häufig als persönliches transzendentes Gegenüber empfunden, wie ein Du in einer mitmenschlichen Begegnung. Oder er wird als göttliches, abstraktes Prinzip verstanden. Mythologische Inhalte, wie die Auferstehung, die Himmelfahrt, Wunder oder die jungfräuliche Geburt werden symbolisch interpretiert. Der Übergang von der kindlichen zur erwachsenen Religiosität ist nicht einfach. Ganze religiöse Weltbilder müssen sich hier wandeln und die traditionellen Kirchen bieten bei dieser Veränderung oft wenig Hilfe, so dass es allein in diesem Schritt zu vielfältigen Störungen kommen kann: Typisch ist die Fixierung auf kindliche Glaubensinhalte in Form von dogmatischen, fundamentalistischen Vorstellungen, die häufig zur Mitgliedschaft in extremen Glaubensgemeinschaften oder Sekten führen. Zu Krisen kommt es dann oft beim Ausstieg aus solchen Gemeinschaften, wenn Illusionen zerbrechen oder jemand ausgeschlossen wird. Typisch ist auch die Abspaltung der gesamten religiös-spirituellen Entwicklungslinie, in dem Sinne, dass das Religiöse und Spirituelle völlig verleugnet wird und nur rationale und materialistische weltanschauliche Vorstellungen akzeptiert werden. Dies führt oft zu einer pessimistischen oder gar zynischen Lebenseinstellung, die vor allem in der zweiten Lebenshälfte, wenn es um eine Neuorientierung der inneren Werte geht, zu erheblichen Krisen führen kann. Solche Krisen erscheinen dann als Midlifecrisis, Burnout-Zustände oder Sinnkrisen.

Religiöse Krisen fielen früher in den Bereich kirchlicher Seelsorge. Es zeigt sich jedoch heutzutage, dass bei religiösen und spirituellen Störungen der Rat des Pfarrers kaum noch gesucht wird, sondern psychotherapeutische Hilfe im Freundes-, Familien- oder Bekanntenkreis. Hier mangelt es aber häufig an Verständnis oder spezialisiertem Wissen. Dies trifft besonders für die Integration subtiler Erfahrungen zu.

Spirituelle Krisen

Krisen, die durch subtile Erfahrungen ausgelöst wurden, werden häufig verkannt, verharmlost oder überdramatisiert. Vielen Menschen mangelt es an einer Sprache und inneren Konzepten für diese Erlebnisweisen. So sind sie einerseits in Gefahr, sie innerlich nicht einordnen zu können (dabei irritiert bis hochverängstigt), und andererseits von ihrer Umgebung missverstanden und ausgegrenzt zu werden.

Kommt es zu Konflikten in der inneren Ordnung, besteht die Herausforderung darin, subtile Erlebnisweisen in eine authentische und verantwortungsvolle Lebensführung zu integrieren. Sie kann scheitern oder krisenhaft werden, angesichts unbewusster persönlicher Bedürfnisse nach Anerkennung oder Erfüllung höherer Ansprüche, denen wir in der Realität nicht gerecht werden können.

Nach tiefen meditativen Erfahrungen von Verbundenheit oder Güte können z. B. depressive Symptome entstehen, wenn wir versuchen, diese Erlebnisse wieder zu erzwingen, sie aber genau durch diese Anspruchshaltung verhindern. Die Angst, nicht gut genug oder nicht wertvoll genug zu sein, kann angesichts innerer spiritueller oder religiöser Werte von Reinheit, Sanftmut, Weisheit, Achtsamkeit und vielem mehr zu Krisen der „dunklen Nacht", zu psychosomatischen Beschwerden oder ständigem innerem Druck führen.

Andere Erfahrungen z. B. von intensivem, energetischem Strömen im Körper oder außersinnlicher Wahrnehmungen können das vertraute Ordnungsgefüge stark erschüttern, sowie Ängste und Zweifel auslösen. Einerseits besitzen diese Erlebnisse eine unmittelbare Prägnanz und hinterlassen den tiefen Eindruck einer neuen Dimension des Bewusstseins, andererseits lassen sie sich nicht mehr mit den gewohnten Selbst- und Weltkonzepten vereinbaren. Wer bin ich wirklich, wenn mein Körper sich subjektiv aufgeladen, hochenergetisch-pulsierend und stimmig, aber ganz anders als sonst anfühlt? Wie ist die Welt wirklich, wenn sich mir auf einmal das Leid anderer Menschen offenbart, ohne dass diese darüber zu mir sprechen? Wenn Menschen, von diesen subtilen Empfindungen verunsichert oder verängstigt, beginnen, sie zu unterdrücken oder zu verdrängen, dann drängen sich diese Wahrnehmungen nicht selten in den Übergängen vom Wachen zum Schlafen auf. In diesen Zeiten tritt unsere Steuerungsfähigkeit zugunsten der Hingabe an das Unbewusste und den Schlaf in den Hintergrund, wodurch subtile Erfahrungen leichter auftreten können. Eine unserer Patientinnen berichtete, dass sie regelmäßig morgens um fünf Uhr wach wurde, am ganzen Körper kribbelnd und „energetisch geladen". Eine lichtvolle Kraft habe sie durchströmt und habe sogar über sie hinaus den ganzen Raum erhellt. Diese Phasen seien ihr zunächst nicht unangenehm gewesen, aber sehr intensiv. Wenn ihr diese Empfindungen zu stark geworden wären, sei sie spazieren gegangen oder habe kalt geduscht. Nun fragte sie sich, wie sie diese spontanen Energieschübe verstehen sollte und ob damit ein „Auftrag an sie" verbunden sei. Ebenso wollte sie diese „neue Fühlweise" nutzen lernen, um ihre Beziehungen tiefer und erfüllender zu gestalten. Da sie sich insgesamt sehr „geöffnet" fühlte, nahm sie auch schnell Zweifel, Irritation und Ablehnungen ihrer Umgebung wahr und zweifelte schließlich selbst an dem Potenzial ihres zunächst angenehmen Erlebens bis zu dem Wunsch und dem zeitweise hilflosen Bemühen, ihre vertraute Wahrnehmung wieder zu erlangen. In der Klinik lernte sie langsam ihre Wahrnehmungsweise zu steuern und zwischen gröberen und subtilen Bewusstseinsinhalten genau zu unterscheiden. Es gelang ihr auch, die Zeiten der veränderten energetischen Wahrnehmung selbst zu bestimmen und zu begrenzen. Erst jetzt konnte sie sich angstfrei dem Potenzial dieser Ebene zuwenden.

Bei einer spaltenden und polarisierenden Bewusstseinsordnung liegt die Herausforderung z. B. darin, angenehme und unangenehme subtile Erfahrungen als „zu-sich-selbst-gehörend" erkennen zu können; sie aushalten und steuern zu lernen ohne sich ihnen ausgeliefert zu fühlen.

Es gibt Menschen, die ihre psychische Struktur durch die Einnahme psychoaktiver Substanzen (Haschisch, LSD, Meskalin, Psylozibin-Pilze, Extasy u.v.a.) stark überfordern. Drogeninduzierte Bewusstseinszustände können die Fähigkeit einer guten Integration sprengen, verunsichern oder verängstigen. Dann kann es gelegentlich geschehen, dass die eigenen Erlebnisse in dem Sinne interpretiert werden, dass dunkle Mächte sich im eigenen Leben breit machen, fremde Energien auf einen einströmen, man befürchtet sich aufzulösen und völlig schutzlos zu sein. Manchmal steigert sich dies bis zur Vorstellung eigener Schuld aus vergangenen Leben oder „Seelenverbundenheiten auf höheren Ebenen". Oft ist das Selbsterleben defensiv, ausgeliefert und ohne jede Handlungsfähigkeit.

Die Angst, verrückt zu werden, besessen, verflucht oder verdammt zu sein, kann zu einer schweren Krise mit tiefen Schuldgefühlen und Selbstverletzungen bis zur psychotischen Fragmentierung mit einer Selbstwahrnehmung als Teufel oder Zerstörer führen. Weniger tiefe Krisen zeigen sich in einer gespaltenen Lebensbewertung mit einer grauen, gefährlichen und durch Sinnesgelüste geprägten Alltagswelt und einer lichtvollen heilen und idealisierten spirituellen oder religiösen Welt. Ähnlich zu ihrer inneren Spaltung gestalten diese Menschen auch in ihren Beziehungen Muster der Unverbundenheit, die alle Varianten von Macht-Ohnmacht-Konstellationen aufweisen. Beziehungspartner werden entweder idealisiert oder entwertet, entweder angebetet oder bekämpft. Eine mitfühlende und verbindende Position scheint sich nicht oder nur sehr schwer zu realisieren.

In religiösen Sekten finden wir häufig eine extreme moralische Abwertung sinnlicher und sexueller Wünsche, die als „teuflische Begierden" oder zu unterdrückende „Versuchungen" bezeichnet werden. Doch gerade angesichts der geforderten makellosen und „reinen" Lebensführung, mit den dazugehörenden strengen Bestrafungen bei Vergehen, finden wir abgespaltene und gewaltvolle Formen des Auslebens dieser Bedürfnisse. Ritueller Missbrauch, Inzest und Vergewaltigungen finden im Verborgenen und Geheimen statt. Betroffene werden entweder heftig bedroht darüber zu schweigen oder (was oft schlimmer ist) in ihrer eigenen Bewertung des Geschehens vollkommen verwirrt. Nicht selten wird ihnen eingeredet, sie hätten es so verdient, weil sie verdammt seien, es selbst gewollt hätten, oder es zu ihrer „Rettung oder Erlösung" geschehen sei. Die innere und äußere Befreiung aus solchen Systemen ist unglaublich schwierig, vielschichtig und manchmal auch gefährlich.

Neben den gewaltsamen und physisch erzwungenen Übergriffen gibt es in Sekten auch subtile psychische Manipulationen, die labile Menschen zu Handlungen führen, die sie später erschüttern und bedauern. Wir kennen einige Berichte von Frauen, die von ihren „Meistern" zum Zwecke ihrer „spirituellen Weiterentwicklung" sexuell ge- oder missbraucht wurden.

Nach dem Ausstieg aus derartigen Beziehungen oder Gruppierungen stehen die Betroffenen oft vor einer großen Leere. Teil der religiösen oder spirituellen Vereinbarung war die vollständige Hingabe und Ausrichtung auf die Lehre oder den Meister/die Meisterin. Sowohl der Lebenserwerb, als auch Freundschaften und Wohnsituation wurden im Dienste der engeren Bindung an die Gruppe geknüpft. Krisen vor diesem Hintergrund bedürfen oft einer multiprofessionellen Begleitung von Sozialberatung, Psychotherapie und undogmatischer spiritueller Aufarbeitung. Das Thema Hingabe und Vertrauen ist bei diesen

Menschen entscheidend gestört worden und meist haben sie lange Zeit mit Ambivalenzen von Sehnsucht und Misstrauen zu kämpfen, bis sie ihre eigene Weise des (Gott-)Vertrauens wieder wagen.

Aber auch für bereits gut integrierte Menschen bestehen Gefahren in einer Wandlungskrise. Wenn die Steuerung der inneren Ordnung vom Ich-Bewusstsein an eine uns überschreitende höhere Kraft übergeben wird, die zu einer Transformation der eigenen Persönlichkeit führt, können Ängste durch die Begegnung mit unendlicher Weite oder Leere zu tiefen Erschütterungen führen. Diese Krisen werden als spirituelle Krisen im engeren Sinne verstanden, weil sie sich nicht mehr auf die Strukturierung und Identifizierung der Bewusstseinsinhalte beziehen, sondern durch Desidentifizierung und Hingabemomente ausgelöst werden. Alle weiter oben beschriebenen Krisen können hier in subtiler Weise neu aufscheinen.

Viele Meditierende kennen phasenweise auftretende Unbalanciertheiten in Form von körperlichen Spannungszuständen, Kopfschmerzen oder Übelkeiten durch zu angestrengte Praxis. Andere leiden eher an depressiven Schwankungen, wenn sie die einmal entdeckten erweiterten Bewusstseinszustände nicht in ihrem Alltagserleben aufrecht erhalten können. Ken Wilber prägte den Begriff „Pseudo-Dukkha" (Dukkha ist der buddhistische Ausdruck für alles Unerlöste) als zusätzliches Leiden am Leid der Welt. Wir leiden, weil wir nicht leidfrei leben können. In diesen Phasen empfehlen spirituelle LehrerInnen oder BegleiterInnen Herzensmeditationen und den Fokus auf inneres Mitgefühl und Versöhnung.

Die spirituelle oder religiöse „Schulung" ist, wie andere Schulungen auch, anfällig für narzisstische Themen wie Neid, Stolz und Besser-sein-wollen. Chögjam Trungpa, ein tibetischer Meister, nannte dies „spirituellen Materialismus". Schüler oder Lehrer führen die Inhalte ihrer eigenen Lehre ad absurdum, indem sie – meist unbewusst – konkurrieren, missionieren oder neiden.

Manche Lehrer oder Meister wirken in ihrer Selbsteinschätzung ein paar Entwicklungsstufen vor ihren tatsächlichen Fähigkeiten und bezeichnen sich als „endgültig befreit", „realisiert" oder „in ihrem Ego verloschen", obwohl sie von außen wahrgenommen deutliche Reste psychischer Verstrickungen zeigen. Ken Wilber bezeichnet diese Störung als „Pseudo-Nirvana" (Nirvana ist der buddhistische Begriff für die innere Befreiung oder Erleuchtung). Schüler, die sich überhaupt trauen, solche Diskrepanzen anzusprechen, werden teilweise mit abstrusen Erklärungen wie „Der Meister raucht und trinkt, weil diese Stoffe ihm nicht mehr schaden können" oder „Seine Aggressivität ist Ausdruck des Mitgefühls für dich" verwirrt und beschwichtigt.

Wenn wir kritisch, undogmatisch und wach bleiben auf dem eigenen spirituellen oder religiösen Weg, werden wir viele dieser feinen Verstrickungsreste erkennen können. Es braucht aber eine permanente Selbstreflektion und Aufrichtigkeit, um sich die weniger krisenhaften aber dennoch am Wachstum hinderlichen Identifizierungen einzugestehen.

Und schließlich scheint die tiefste unserer Ängste in der Begegnung mit dem Unendlichen vor Auflösung oder Verlöschen erneut auf: Diesmal nicht als physische Bedrohung, dennoch allumfassend, als Angst vor dem Loslassen jeder Form persönlicher Wahrnehmung, als Zögern vor der Hingabe und dem Aufgehen in einem ungeteilten, nondualen Sein.

Was ist eine angemessene spirituelle Krisenbegleitung?

Vor der Frage der Begleitung steht immer die Herausforderung des Erkennens einer Krise, ihrer Art und ihrer Schwere. Oft verhindern Schamgefühle oder die teilweise reale Gefahr des Ausschlusses aus einer (Glaubens-)Gemeinschaft den offenen und rechtzeitigen Umgang mit einer krisenhaften Entwicklung.

Im nicht-professionellen Bereich sind es oft Familienmitglieder oder FreundInnen, die erste Anzeichen einer Krise direkt oder indirekt erfahren. Nicht immer sind sie aber die geeigneten BegleiterInnen, z. B. wenn sie nur eine Seite einer Spaltung oder eines Konfliktes vertreten würden. Gleichwohl können liebevolle Menschen allein durch Zuhören und mitfühlende Anteilnahme eine große Entlastung sein. Wird dieses mitmenschliche gemeinsame Aushalten aber zur erheblichen Be- oder Überlastung der Beziehung, dann ist es sinnvoll, eine professionelle Hilfe in Anspruch zu nehmen. Hier finden wir Seelsorger, Pfarrer, Heiler, Schamanen, Therapeuten, Ärzte, Sozialarbeiter, diverse Beratungsstellen, Workshops oder Weiterbildungsangebote. Es ist nicht leicht und oft verwirrend, in dieser Fülle den oder die passende stimmige Begleiterin zu finden.

Jeder Begleiter hat sein eigenes theoretisches Verständnis von Entwicklung und Krise, so dass wir ein kritisch-experimentierendes Vorgehen empfehlen, selbst wenn der Begleiter empfohlen oder gar gepriesen wurde. Ziel der Begleitung darf nicht die Abhängigkeit vom Begleiter oder die Übernahme ihrer oder seiner Konzepte sein, sondern die Unterstützung zu einer authentischen Integration aller gemachten – auch der krisenhaften – Erfahrungen.

Einige der heutigen Psychotherapeuten kennen sich mit spirituellen Wegen und subtilen Erlebnisweisen sehr gut aus und sind in der Lage, sowohl bei einer Neuordnung der Bewusstseinsstrukturen als auch im Verständnis der religiösen oder spirituellen Inhalte des Bewusstseins eine angemessene und hilfreiche Begleitung anzubieten.

Je vordergründiger die Bearbeitung der inneren Ordnungsstruktur im Verlauf einer Krise erscheint, desto fundierter und klinischer sollte der Begleiter in der Psychotherapie ausgebildet sein. Stehen dagegen eher subtile Wandlungsschritte von der Integration zur Transformation im Vordergrund, so sollten die Begleiter weitgehende eigene Erfahrungen eines spirituellen oder religiösen Weges gemacht haben.

Wenn es einem Menschen schwer fällt, angesichts seiner Krise den Alltag alleine zu strukturieren, oder wenn psychiatrische Auffälligkeiten bestehen, sollte eine stationäre Therapie erfolgen. Sehr wünschenswert und für Menschen in spirituellen Krisen angemessen sind Kliniken, in denen sowohl durch die Mitarbeiter als auch durch das Behandlungskonzept undogmatische und kompetente Begleitung angeboten wird. Dort gibt es im Idealfall eine differenzierte Diagnostik, die alle Perspektiven der Krise berücksichtigt, eine Behandlung, die den Patienten weder unnötig kränkt noch überfordert, und eine Aufklärung und Bewusstseinsbildung, die den Patienten befähigt, angesichts seiner Schwierigkeiten einen individuell günstigen weiteren Heilungsweg zu wählen.

Abschluss

Religiöse und spirituelle Fragen sind ein natürlicher Teil unseres Lebens. Sie begleiten uns in allen unseren Lebensabschnitten bis zu unserem Tod und können uns sowohl Kraft, Orientierung und Erfüllung schenken als auch verunsichern und in Krisen werfen. Davon sind wir alle betroffen, ob wir Therapeuten, religiöse oder spirituelle Lehrer sind oder nicht. Denn wir sind immer ein Ganzes, auch wenn wir tiefe spirituelle Erfahrungen gemacht haben und unser Leben aus dem Transzendenten schöpft. Das Bewusstsein der Einheit von Diesseits und Jenseits, das als Nondualität bezeichnet wird und als eines der höchsten Ziele der spirituellen Entwicklung gilt, ist eben auch die Einheit aller Felder, Linien und Dimensionen unserer Seele, die immer Licht- und Schattenseiten besitzt und sich dynamisch weiterentwickelt, solange wir leben. Denn das Leben ist kein Zustand, sondern eine Bewegung, ein Fluss, ein Geschehen, durch das das Göttliche auf eben unsere ganz persönliche Weise spricht.

Anmerkungen

[1] Dieser Beitrag ist dem Buch entnommen: Anselm Grün: Mein Weg in die Weite. Zum Grund des eigenen Lebens finden, Freiburg 2004 (2. Aufl.), S. 93–115. Die Rechte liegen bei dem tschechischen Verlag Karmelitánské nakladatelství, Kostelní Vydří, Dacice, Tschechische Republik.

[2] Dieser Text ist dem Buch entnommen: Eugen Drewermann: Wege und Umwege der Liebe. Christliche Moral und Psychotherapie, Düsseldorf 2005, S. 16–25.

[3] Sigmund Freud: Neue Folge der Vorlesungen zur Einführung in die Psychoanalyse, 1932, in: GW XV, London 1940, S. 86.

[4] Nicolai Hartmann: Ethik, Berlin 1962 (4. Aufl.).

[5] Sören Kierkegaard: Die Krankheit zum Tode, Kopenhagen 1849; dt. von L. Richter, in: Kierkegaards Werke in 5 Bdn, Hamburg 1960–64.

[6] Diesem Beitrag liegt über weite Strecken das Kapitel „Sorge-Tragen zum Seelischen – Psychotherapie und Seelsorge" zugrunde, in: Daniel Hell: Aufschwung für die Seele. Wege innerer Befreiung, Freiburg 2005, S. 130–141.

[7] Daniel Hell: Seelenhunger – der fühlende Mensch und die Wissenschaft vom Leben, Bern 2003 (2. Aufl.).

[8] Doris Nauer: Seelsorgekonzepte im Widerstreit, Stuttgart 2001.

[9] Jürgen Ziemer: Seelsorgelehre, Göttingen 2004 (2. Aufl.).

[10] Klaus Winkler, zitiert nach: Doris Nauer: Seelsorgekonzepte im Widerstreit, Stuttgart 2001.

[11] Jürgen Ziemer: Seelsorgelehre, Göttingen 2004 (2. Aufl.).

[12] Hans Trüb: Heilung aus der Begegnung, Stuttgart 1951.

[13] Gaetano Benedetti: Der Geisteskranke als Mitmensch, Göttingen 1976.

[14] Martin Buber: Das Dialogische Prinzip, Heidelberg 1962.

[15] Gaetano Benedetti: Klinische Psychotherapie, Bern 1980 (2. Aufl.).

[16] Carl Gustav Jung: Psychologie und Religion, Zürich und Stuttgart 1962.

[17] Daniel Hell: Die Sprache der Seele verstehen – Die Wüstenväter als Therapeuten, Freiburg 2005 (6. Aufl.); Daniel Hell: Leben als Geschenk und Antwort – Weisheiten der Wüstenväter, Freiburg 2005.

[18] Dieser Text ist eine gekürzte Wiedergabe des Artikels „Im Einverständnis mit dem Wunderbaren – Transzendenz in der Psychotherapie", in: Couch oder Kirche? Psychotherapie und Religion – zwei mögliche Wege auf der Suche nach Sinn (hg. von Lothar Riedel), Riehen (Schweiz) 2001, S. 305–314.

[19] „Couch und Kirche" bezieht sich auf den Titel der Tagung, in deren Rahmen dieser Beitrag eingebracht wurde (Dokumentation siehe Fußnote 1).

[20] Peter Schellenbaum: Im Einverständnis mit dem Wunderbaren. Was unser Leben trägt, München 2000.

[21] I. Langer: Familie im Wandel, in: Zeitschrift „Einblicke" Nr. 2, Arbeitsstelle für Erwachsenenbildung der Evangelischen Kirche in Hessen und Nassau, 1990, S. 7.

[22] G. Schmidt und J. v. Stritzky: Beziehungsbiographien im sozialen Wandel, in: Zeitschrift „Familiendynamik", Stuttgart 2004, S. 98.

[23] Ebenda, S. 99.

[24] Ulrich Beck und Elisabeth Beck-Gernsheim: Das ganz normale Chaos der Liebe, Frankfurt a. M. 1990, S. 49.

[25] Hans Jellouschek: Die Kunst als Paar zu leben, Stuttgart 2003 (15. Aufl.), S. 131–147.

[26] Rainer Maria Rilke, in: Sämtliche Werke, Bd. 1 (hg. vom Insel-Archiv), Frankfurt 1955, S. 482.

27 Hans Jellouschek: Wie Partnerschaft gelingt. Spielregeln der Liebe, Freiburg 2005 (14. Aufl.), S. 214–221.

28 Walter Schubart: Religion und Eros, München 1989.

29 „Erleuchtungswesen", das sich in den Dienst barmherziger Weltzuwendung stellt; Ideal des Mahayana-Buddhismus (spätere Schulrichtung des Buddhismus).

30 I. Fremantle und Chögyam Trungpa: Das Totenbuch der Tibeter, 1995 (17. Aufl.), S. 72.

31 Hans Jellouschek: Wie Partnerschaft gelingt. Spielregeln der Liebe, Freiburg 2005 (14. Aufl.), S. 214–221.

32 Hans Jellouschek: Liebe auf Dauer. Die Kunst, ein Paar zu bleiben. Stuttgart 2005, S. 165–180.

33 Hans Jellouschek: Wagnis Partnerschaft. Wie Liebe, Familie und Beruf zusammengehen. Freiburg 2004, S. 167–183.

34 LeShan L.: Psychotherapie gegen den Krebs: über die Bedeutung emotionaler Faktoren bei der Entstehung und Heilung von Krebs (You can fight for your life, dt.), Stuttgart 1977/1982.

35 Ebenda.

36 Daniel R.: Krebs – Körper und Symbol. Archetypische Aspekte einer Krankheit, 2000.

37 Sellschopp A., Herschbach P.: Psychoonkologie, in: Huber H., Hiddemann W., Bartram C., eds. Die Onkologie. Berlin Heidelberg New York London Paris Tokyo Hong Kong Barcelona: Springer; 2004. S. 729–37.

38 Tschuschke V.: Psychoonkologie – Psychologische Aspekte der Entstehung und Bewältigung von Krebs, Stuttgart 2002.

39 Frick E.: Sich heilen lassen. Eine spirituelle und psychoanalytische Reflexion, Würzburg 2005.

40 Folkman S., Greer S.: Promoting psychological well-being in the face of serious illness: when theory, research and practice inform each other. Psycho-Oncol 2000; 9:11–9.

[41] Seligman MEP.: Positive psychology. Fundamental assumptions. Psychologist 2003; 16:126f.

[42] Frick E., Motzke C., Busch R., Fischer N., Bumeder I.: Is perceived social support a predictor of survival for patients undergoing autologous peripheral blood stem cell transplantation? Psycho-Oncol 2005; 14:759–70.

[43] Frick E., Rieg-Appleson C., Tyroller M., Bumeder I.: Social support, affectivity, and the quality of life of patients and their support-givers prior to stem cell transplantation. J Psychosoc Oncol 2005; 23:15-34.

[44] Sherman A., Simonton S., Latif U., Spohn R., Tricot G.: Religious struggle and religious comfort in response to illness: Health outcomes among stem cell transplant patients. J Behav Med 2005; 28:359–67.

[45] Frick E. Widerstand oder Ergebung? Spirituelle und ärztlich-psychotherapeutische Kriterien der religiösen Krankheitsbewältigung. Z med Ethik 2004; 50:371–383.

[46] Dürckheim K.: Der Körper, den ich habe – der Leib, der ich bin, in: Schweizer Archiv für Neurologie und Psychiatrie 131 (1982) 89–92.

[47] Faller H.: Krankheitsverarbeitung bei Krebskranken, Göttingen 1998.

[48] Dieser Text findet sich als Original mit dem Titel „Even the Best Meditators Have Old Wounds to Heal" unter der Quellenangabe: http://www.buddhanet.net/psymed1.htm. Copyright: Buddha Dharma Education Association Inc./Australien. Die nachfolgenden Fußnoten sind vom Herausgeber eingefügt, um Fachbegriffe zu klären.

[49] Dieser Ausdruck bezieht sich auf den zentralen buddhistischen Gedanken, dass wir im gewöhnlichen Bewusstsein uns nicht über unser eigentliches Wesen im Klaren sind, das nicht abgetrennt für sich existiert, sondern in gegenseitiger Abhängigkeit mit allem anderen. Das Leiden entsteht gerade aus dem Gefühl der Abgetrenntheit. Eben dieses, die Eingebundenheit in den umfassenden

Prozess wechselseitiger Abhängigkeit allen Seins, ist gemeint, wenn im Buddhismus von „Nicht-Ich" gesprochen wird (siehe auch Anmerkung 5).

[50] Intensives dreimonatiges Meditationstraining.

[51] Versenkungszustand.

[52] Diese beiden Ausdrücke beziehen sich auf die buddhistische Grundanschauung, dass die relative Wirklichkeit kein dauerhaftes und kein in sich selbst bestehendes Sein hat. Die existenzielle Einsicht in diese Zusammenhänge befreit von falschen Fixierungen.

[53] Die buddhistische Lehre.

[54] Eine bildhafte Darstellung der Vertiefung des Zen-Wegs.

[55] Dieser Beitrag ist eine neu bearbeitete Fassung des Artikels „Begleitung von personaler und transpersonaler Entwicklung", in: Kontemplation und Mystik. Zeitschrift zu Praxis und Theorie kontemplativen Lebens, Jg. 1/2005, S. 16–29.

[56] Die transpersonale Dimension beschreibt der Autor ausführlich in seinem Buch „Kein Pfad – aus der Stille leben", Bielefeld 2005.

[57] Dieser Text ist dem Kapitel „Psychotherapie und Spiritualität" entnommen, in: Mut und Gnade. In einer Krankheit zum Tode bewährt sich eine große Liebe, München 1996 (14. Aufl.), S. 220–230. Die nachfolgenden Fußnoten sind vom Herausgeber eingefügt, um Fachbegriffe zu klären.

[58] Zeuge oder Zeuge-Bewusstsein: die Dimension innerer gegenwärtiger Bewusstheit, in der alle Bewusstseinsinhalte „stattfinden", die aber selbst nicht Gegenstand des Bewusstseins sein kann, da sie der unendliche Grund aller konkreten Bewusstseinsinhalte ist. Tritt diese Bewusstheit intensiver hervor, wird die spirituelle Einheit allen Lebens erfahrbar.

[59] Kensho-Erfahrung: im Zen die Bezeichnung für ein intensives Hervortreten des Zeuge-Bewusstseins, in dem die umfassende Einheit der Wirklichkeit aufleuchtet.

[60] Zazen: Sitz-Meditation im Zen.

[61] Der Text dieses Absatzes ist dem Artikel „Begegnung mit Schatten" entnommen, in: Mystik – Spiritualität der Zukunft. Erfahrung des Ewigen (hg. von Peter Lengsfeld), Freiburg 2005, S. 178.

[62] Die folgende Beschreibung dieser ersten Meditationserfahrung ist entnommen: ebenda, S. 175–178.

[63] Auch das „Initiatische Gebärdenspiel nach Silvia Ostertag®" bietet eine solche Möglichkeit.